Envelhecer ou morrer, eis a questão

Pedro Paulo Monteiro

Coleção Envelhecer e Viver

Envelhecer ou morrer,
eis a questão

GUTENBERG

Copyright © 2008 by Pedro Paulo Monteiro

CAPA E PROJETO GRÁFICO
Diogo Droschi
(Sobre imagem de Richard Schultz/Corbis/LatinStock)

EDITORAÇÃO ELETRÔNICA
Diogo Droschi

REVISÃO
Cecília Martins

Todos os direitos reservados pela Autêntica Editora. Nenhuma parte desta publicação poderá ser reproduzida, seja por meios mecânicos, eletrônicos, seja via cópia xerográfica sem a autorização prévia da editora.

AUTÊNTICA EDITORA/GUTENBERG EDITORA

BELO HORIZONTE
Rua Aimorés, 981, 8º andar . Funcionários
30140-071 . Belo Horizonte . MG
Tel: 55 (31) 3222 68 19
TELEVENDAS: 0800 283 13 22
www.autenticaeditora.com.br
e-mail: autentica@autenticaeditora.com.br

Dados Internacionais de Catalogação na Publicação (CIP)
(Câmara Brasileira do Livro, SP, Brasil)

Monteiro, Pedro Paulo
Envelhecer ou morrer, eis a questão / Pedro Paulo Monteiro. -- Belo Horizonte : Gutenberg Editora, 2008. -- (Envelhecer e Viver)
ISBN 978-85-89239-54-7
1. Envelhecimento 2. Gerontologia 3. Histórias de vida I. Título. II. Série.

08-03408

CDD-612.67
NLM-WT 104

Índices para catálogo sistemático:
1. Envelhecimento : Gerontologia : Fisiologia
humana : Ciências médicas 612.67

Sumário

pág. 07	Envelhecer e Viver
pág. 17	Introdução
pág. 27	O envelhecimento e a instabilidade do ser
pág. 33	Envelhecer é aprender
pág. 57	A verdade caducou?
pág. 71	Restou algo para acreditar?
pág. 87	Viver no mundo da ambigüidade
pág. 109	Envelhecer é a possibilidade de experimentar o inesperado

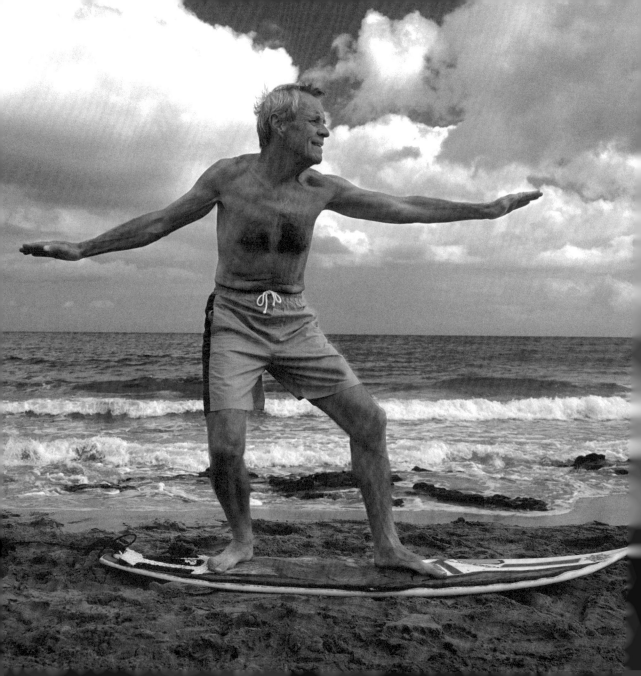

Envelhecer e Viver

> Época triste a nossa em que é mais difícil
> quebrar um preconceito do que um átomo.
>
> Albert Einstein

Envelhecer é verbo, ação, continuidade. Envelhecer é transformação: *ação além da forma*. Tornamo-nos mais velhos a cada momento. Fomos diferentes no passado e seremos diferentes no futuro. Somos privilegiados pela capacidade incrível de mudança. Mudamos o rumo de nossa história pela ação do envelhecer, no presente, e isso nos conforta, pois não existe situação que não possa ser reconsiderada. É mais fácil compreender a transformação quando nos lembramos de nossa infância e nos olhamos agora como adultos. Somos e seremos formas diferenciadas na travessia do tempo. Mesmo assim, muitos ainda recusam a mudança, insistem na estabilidade ilusória. Mas se a vida é movimento, como podemos ter segurança? Nada é fixo, então viver pressupõe transformar-se. Somos seres irredutivelmente dinâmicos, produzindo a nós mesmos a todo o tempo. Como seres humanos, somos passagem e transcendência. Somos poesia; portanto, potência de criação.

Viveremos até alcançarmos o equilíbrio, então morreremos. O equilíbrio é a finitude do organismo. Nenhuma pessoa pode se tornar estátua de pedra, peça de museu, e mesmo assim acreditar que a vida continua. Ser uma obra de arte a fim de ser contemplado pelos outros é estar isolado no espaço, sozinho no tempo, e uma das piores situações é estar na expectativa de nada acontecer. O sentido de passagem é fundamental à dignidade humana. Indubitavelmente retornaremos ao pó da terra, e o vento nos conduzirá.

Há vinte anos me interesso pelo envelhecimento humano. Nesse tempo, muitos questionamentos surgiram, muitos deles foram solucionados com sucesso, e outros continuam sem resposta. Sempre fui fascinado pelo enigma humano, pois o humano é o incerto, o estranho, o instável, indecifrável em sua totalidade. As teorias acerca do envelhecimento são diversas, porém não passam de *insights* (visão interna). E o que são *insights*? Um modo de olhar o mundo, e não como ele de fato é.

Temos certeza de que as coisas que vemos são reais e apostamos que não existe o que não vemos. Mas, de fato, quem vê? O homúnculo (homem pequeno) em nosso cérebro, a alma imortal, o EU psicológico?

Com o invento da fotografia em 1816, pelo francês Joseph Nicéphore Niépce (1765-1833), o mundo deixou de ser o que era. Passamos a capturar imagens e assim acreditar na possibilidade de reter o mundo, nossa história, em fotogramas. Durante muito tempo acreditou-se que o sistema visual era semelhante a uma máquina fotográfica: a pupila seria o diafragma, o cristalino seria a lente objetiva, a retina seria o filme e os receptores sensoriais – cones e bastonetes – seriam os elementos químicos presentes na película fotográfica. A máquina podia registrar tudo o que a lente captasse. Porém, as coisas não são tão simples assim. Parece que não somos tão livres para ver o que podemos ver, dependemos de nosso sistema de crenças. Isto é, olhamos mais com as nossas crenças do que com os próprios olhos.

Ao olhar o desenho abaixo, você momentaneamente terá dificuldades em saber o que ele esconde. A imagem é do cientista alemão Gustav Theodor Fechner (1801-1887), um dos fundadores da psicologia experimental. No fim de 1830, escreveu vários artigos na área da percepção e complementaridade, subjetividade das cores, psicofísica. Há muito tempo desejamos saber se o que sabemos é de fato o que sabemos. Será que podemos confiar em nossa percepção? A dúvida será sempre o motor a nos propiciar avanço.

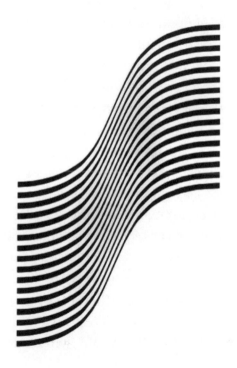

Até eu dizer que existe a imagem do rosto de um homem no centro do desenho talvez você não tenha conseguido ver. Talvez tenha perdido um tempo enorme para ver o rosto da pessoa. Mesmo que eu diga o que a figura mostra talvez você ainda não consiga enxergar. Você terá dificuldades até se convencer. Quando for convencido, o desenho saltará aos seus olhos.

Será mesmo que existe a imagem de um rosto ou eu estou apenas construindo uma crença para você?

O que é e qual é o problema da crença? A crença é um ponto de vista (*insight*). Baseado nesse ponto de referência, nós colecionamos verdades. O problema está no *como* construímos nossas verdades. Não fazemos isso sozinhos, as crenças são produzidas coletivamente: nas predileções dos pais, nas influências da mídia, nos interesses políticos, nas pressões de colegas, nas interferências culturais, educacionais, religiosas. São tantas influências que ao estarmos mais velhos já não sabemos se pensamos por nós mesmos.

Costumamos dar mais importância às informações que sustentem nossas crenças e, em decorrência de um turbilhão de informação que recebemos o tempo todo, atualmente simplificamos tudo, tornamo-nos mais superficiais. Mas a questão é que quando nos afastamos do senso crítico e caímos no senso comum temos a tendência de sofrermos mais. Sem uma investigação sistemática e uma avaliação conscienciosa dos diversos temas de nossa vida ficamos suscetíveis àquilo que esperamos e queremos ver. E se tomamos nossas decisões baseadas em nossas crenças, não raro, podemos nos magoar.

A idéia de escrever esta coleção **Envelhecer e Viver** foi para tentar iluminar cantos escuros de temas relevantes acerca do envelhecimento e da velhice. Serão diversos temas abordados, cada tema em um livro separado. Esta coleção não pretende dar soluções aos problemas vivenciados pelas pessoas mais velhas ou ensinar pessoas mais novas receitas para "envelhecer bem". Se envelhecer é viver, e o humano é um todo complexo, seria um equívoco criar métodos para se viver melhor. Contudo, creio que a reflexão seja um importante instrumento para construir uma vida repleta de experiências com qualidade. Ao descobrirmos nossas verdadeiras dificuldades, podemos saber também quais são os limites que impomos a nós mesmos. Muitas vezes não avançamos na vida por acreditarmos em demasia em nossas crenças.

Gostaria de compartilhar uma história interessante que ilustra bem o problema das crenças. Alguns autores afirmam que tal história é baseada em uma pesquisa científica, feita em laboratório. Porém, como não encontrei referências fidedignas, prefiro me abster da responsabilidade e contar a história da minha maneira.

Era uma vez cinco macacos em uma floresta. Eles eram observados por homens que queriam conhecer mais sobre o comportamento. Numa noite, sem que os macacos vissem, foi colocado em uma das árvores um apetitoso cacho de bananas. Na manhã seguinte, quando os macacos acordaram, logo um macaco esperto avistou as bananas e sem pestanejar subiu para pegá-las. Quando o macaco iniciou a escalada pela árvore, os homens esguicharam água fria nos quatro macacos que haviam permanecido no chão. Sempre que o macaco esperto subia para pegar as bananas, ele não somente comia sozinho todas as bananas como também não era atingido pela água fria, só os outros macacos sofriam com o banho frio. Certo dia, quando o macaco acordou e tentou subir para pegar as bananas, os outros macacos já estavam preparados para não deixá-lo cumprir o feito e avançaram em direção a ele, enchendo-o de pancadas. Depois de tanto apanhar, o macaco desistiu de vez de subir na árvore. Todos os macacos sofriam a tentação das bananas, mas nenhum deles tinha coragem de subir naquela árvore.

Certa noite, um dos homens retirou o macaco esperto e o substituiu por um outro macaco. Na manhã seguinte, a primeira coisa que o novato fez foi tentar subir na árvore, mas os outros macacos deram uma surra nele. Depois de outras tentativas e novas surras, o macaco desistiu finalmente de tentar pegar as bananas. Mais um substituto foi colocado na floresta, retirando-se mais um dos macacos antigos, e a mesma situação foi verificada. O mais surpreendente dessa vez foi observar que o primeiro substituto participava com entusiasmo da pancadaria do novato. Um terceiro foi colocado, e a mesma situação ocorreu. Um quarto, e afinal o último dos cinco macacos iniciais foi substituído, e a história se repetiu.

Agora, na floresta, havia um grupo de cinco macacos que nunca tinha sofrido com a água fria, mas mesmo assim surrava o macaco atrevido que tentasse subir na árvore.

Se fosse possível perguntar a um deles por que eles batiam em quem tentasse pegar as bananas, talvez ele dissesse: "Não sabemos por que surramos quem tenta subir na árvore, mas as coisas por aqui sempre foram dessa maneira".

A história dos macacos revela aspectos semelhantes aos do comportamento humano. Temos a tendência de acreditar somente naquilo que nos interessa, enxergamos mais com os olhos de nossas crenças e, não raro, resistimos renovar o aprendido. O grande filósofo Bertrand Russel dizia: "O homem é um animal crédulo e precisa acreditar em algo; na ausência de bons fundamentos para a sua crença, ele se satisfará com os maus".

Quando não exercitamos a reflexão com uma boa fundamentação, ficamos sujeitos a acreditar inteiramente na opinião infundada dos outros. Às vezes perguntamos a alguém por que ele acredita em algo tão ilógicos; a resposta costuma ser simples e direta: "Porque aprendi assim".

De todos os assuntos, nunca ouvi tantas asserções equivocadas como no quesito envelhecimento. Como o tema está em voga, principalmente os meios de comunicação costumam tratá-lo de modo impensado, descabido, incompetente. Mas não é só a mídia que comete imperícias, também os profissionais que trabalham com as pessoas mais velhas, as famílias, as instituições religiosas, o mercado farmacêutico, a indústria antienvelhecimento. Enfim, a sociedade em geral tem uma crença arraigada sobre o envelhecimento, e, infelizmente, essa crença não é nada positiva. Portanto, se somos produtos e produtores de uma cultura, é urgente que o assunto não fique nas mãos de amadores, e muito menos nas mãos dos aproveitadores do "novo filão", como alguns costumam denominar.

Caminhamos para uma nova realidade, um país com grande número de pessoas acima de 60 anos de idade. Por isso está na hora de construirmos novas lentes, com a finalidade de examinar antigas crenças a respeito do envelhecer. Sem ressignificar crenças, podemos cair no abismo da melancolia da velhice, no sofrimento da repressão ao prazer, na solidão dos quartos dos fundos, na limitação da expressão da vida, na doença destrutiva do corpo, na ruína de uma morte indigna.

A coleção **Envelhecer e Viver** pretende desenvolver novos espaços de reflexão e, com mais perspicácia, compreender as temáticas acerca desse processo inexorável. Para isso, foram escolhidos temas relevantes como tempo, memória, sexualidade, desapego, finitude, religiosidade, corpo, beleza. Para compor esse cenário, serão acrescentadas narrativas de vidas reais e fábulas cujas mensagens auxiliarão na reflexão.

Trabalhar com histórias de vida é um espaço privilegiado da Gerontologia. Uma nova ciência que se articula com as diversas outras ciências para compreender o fenômeno do envelhecimento humano. Desde o início de minha carreira profissional atendendo pessoas acima de 60 anos e, após finalizar o meu mestrado em Gerontologia, venho colhendo histórias de vida. Pretendo trazê-las aqui e compartilhá-las com você. Todos adoram contar histórias, criar ficções, dar poderes imaginativos à existência. As histórias nos desafiam a compreender a tecedura humana. Quanto mais velhos, mais complexos. Somos verdadeiros tecelãos a tecer laços de relacionamento com outros. Assim, sustentamo-nos pelo conhecer, que é, na verdade, o próprio processo de viver e envelhecer.

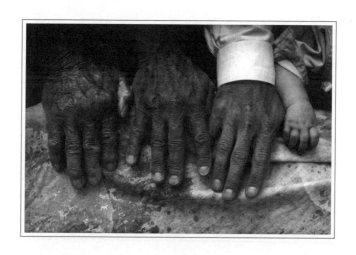

Envelhecer ou morrer,
eis a questão

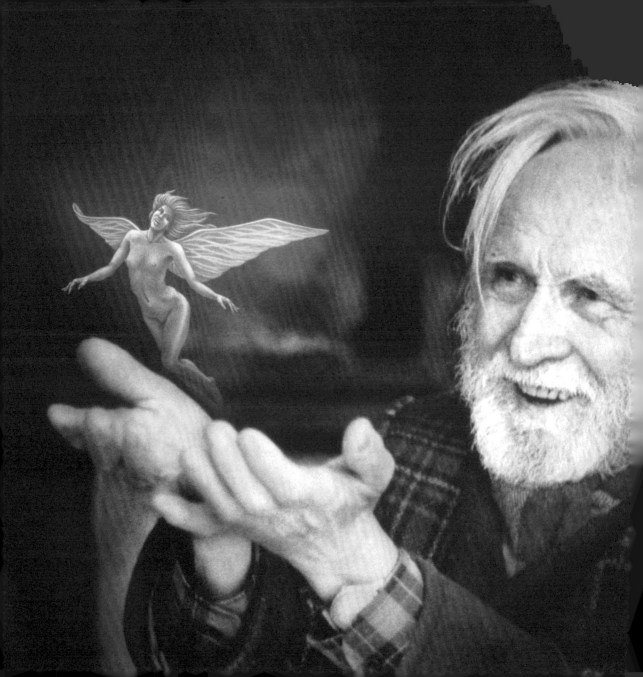

Introdução

> Quem sabe se viver não é morrer,
> E se morrer não é viver?
>
> Eurípedes, citado por Platão

Durante a infância eu acreditava possuir poderes paranormais. Tive uma infância imaginativa e, sobretudo, herdei de minha mãe o interesse pelo ocultismo. Mais tarde passei a acreditar no poder da mente como principal instrumento de conversão da realidade. Para uma criança de tantos desejos e de poucos recursos, era compreensível tamanha capacidade inventiva. Lembro-me, aos oito anos de idade, após chegar da escola, passar parte do tempo treinando a mente para movimentar objetos. Havia aprendido na televisão algumas técnicas mostradas pelo paranormal israelense Uri Geller, quando esteve no Brasil, em 1976. Ele era famoso por entortar colheres e consertar relógios com o poder da mente. Pratiquei muito e nunca consegui mover nada que não fosse com as minhas próprias mãos; então desisti.

Passei a cogitar a paranormalidade como farsa, enquanto procurava ser normal. Esforçava-me para ser como os meus colegas, o que não foi fácil. Pelo fato de encontrar empatia com os mais velhos no edifício onde morava, pensei ser um garoto estranho. O que via de interessante naquelas pessoas?

Por que me sentia melhor ao lado delas, em vez de brincar com os garotos da minha idade? Não sabia responder. Vivi durante anos sem compreender o porquê de minha opção. Eu era aceito pelos mais velhos, o que não ocorria com os mais novos.

Cresci e nunca mais pensei sobre o assunto. Passei no vestibular e fui para a universidade. Terminei sem saber qual área seguir. Durante o curso gostava de estudar Reumatologia, mas não tinha nenhuma pretensão com essa especialidade. Porventura já fosse um indício do caminho pelo qual seguiria. Se o ditado preconceituoso "quem gosta de velho é reumatismo" for verdade, diria que não é só o reumatismo que gosta de velhos, eu também os aprecio.

Ao iniciar minha profissão, como fisioterapeuta, atendi a primeira paciente, uma bela senhora de setenta e poucos anos. Outra questão surgia: como poderia ver beleza nos mais velhos? Apesar de os índios brasileiros nambiquaras usarem uma única palavra para "jovem" e "bonito" e uma para "velho" e "feio", confesso que eu sinceramente via beleza nessas pessoas. Parecia que eu também não era tão normal quanto os índios. Para mim, quem conseguia viver mais tempo tinha maior capacidade de compreender a própria história, e isso as tornava mais sinceras e, portanto, mais belas. As rugas eram inscrições das experiências vividas, e todo contentamento estaria refletido no rosto, pois a expressão só é visível quando os músculos se contraem. Nesse caso, por exemplo, o contentamento seria a ação dos músculos zigomáticos e risórios, porque eles dirigem o ângulo da boca para trás e para cima formando o sulco do regozijo. Se viver uma vida de exultação é para poucos, então as pessoas deveriam estar felizes com suas rugas. Porém, não era bem assim que elas viam o envelhecimento. Obviamente a beleza não é para todos, pois nem todos alcançam a harmonia. Os orientais, não ocidentalizados, é claro, dizem que se não somos belos na velhice é por que não aprendemos a ser nós mesmos.

Minhas convicções eram reforçadas ao ver um velho íntegro. Como no sentido aristotélico, para mim a forma era muito mais do que a matéria, era a essência da natureza, substância em movimento, princípio e fim do seu devir. Acredito que a beleza transcende o corpo, porque é totalidade. Mesmo num corpo cansado pelo sofrimento é possível existir beleza.

A geriatria tradicional da época costumava ver o corpo do velho como um corpo doente e frágil. Eu não podia afiançar esse argumento, pois se assim fosse eu deveria somente fazer a manutenção do corpo, enferrujado pelo tempo. Normalmente escutava os profissionais dizerem não haver mais nada a ser feito, senão um tratamento de manutenção. Eu achava aquilo horrível, porque manutenção é feita em automóveis e máquinas de lavar; gente deveria ser tratada por outros princípios. Recusava a idéia de que só pelo fato de serem mais velhas elas tinham de apresentar alguma doença, como se isso fosse normal. Por isso, buscava exercitar meus "poderes paranormais" com o objetivo de transcender conceitos preconceituosos e infundados.

Quando somos mais novos vivemos muitas fantasias, possuímos sonhos inquebrantáveis de salvar o mundo. Eu, profissional aos 21 anos de idade, continuava a nutrir, inconscientemente, a idéia do justiceiro heróico, vingador do bem. Pensava em combater a horda de malfeitores que excluíam os velhos e a maldição que determinava que eles não tinham o direito de sonhar. Queria provar que as pessoas mais velhas, mesmo doentes, são capazes de romper os limites da própria carne para se tornarem diferentes daquilo que as crenças apregoam. Estava convicto de que se a ciência estabelecesse o contrário, eu procuraria outros conhecimentos, pois a ciência não era a única a me ajudar a entender o mundo.

Pesquisei incessantemente os corpos das pessoas atendidas por mim, e desenvolvi o que denominei de "técnicas arriscadas de mobilização corporal". Essas técnicas eram usadas como recurso de facilitação de movimentos da vida diária. Eu só acrescentava um pouco mais de emoção a elas. Estimulava as pessoas, com deficiências físicas, às vezes com noventa anos de idade ou mais, a subir escadas para trocar lâmpadas, subir e descer na cama (chegamos a quebrar alguns estrados) e no sofá, andar em locais irregulares, dirigir o automóvel que já estava esquecido na garagem, andar pela casa com os olhos vendados. Freqüentemente colocava-as no chão, e esperava que encontrassem estratégias para se levantar sem auxílio. Quando alguém queria desistir, eu fingia ir embora, deixando-o descobrir sozinho um jeito para se livrar da situação. Muitos precisavam aprender a confiar em si mesmos; a falta de confiança não era porque estavam velhos e doentes, e sim porque durante a vida não tinham tido a oportunidade de exercer a coragem.

Evidentemente, as pessoas só faziam essas peripécias sob minha supervisão. Deixava bem claro que não deveriam experimentar fazer aquilo sozinhas. E elas conseguiam melhorar a cada dia. Até sair de casa passou a ser um desafio bem mais simples.

Essas idéias surgiram ao escrever a monografia de Pós-Graduação em Neurologia. Queria me aprofundar nos estudos sobre a instabilidade postural, porque verificava que os velhos, de modo geral, tinham muito desequilíbrio postural e sofriam quedas com freqüência. Eu percebia que, a partir do momento que essas pessoas eram sensibilizadas pelo toque, se tornavam mais conscientes do corpo e menos desequilíbrios e quedas sofriam. Pesquisei sobre a relação do toque com o equilíbrio postural de pessoas acima de sessenta anos e percebi a necessidade de reformular conceitos. Desconhecia, por exemplo, ser a privação do toque um dos grandes causadores de desequilíbrios posturais, o que dificultava na readaptação da pessoa ao seu ambiente. Muitas vezes o que é denominado de perda de motivação na velhice nada mais é do que insegurança em conseqüência da instabilidade postural. As pessoas buscam restringir o espaço para se sentirem seguras, e, não raro, a família e os profissionais acreditam que isso é normal na velhice.

Existe um ditado que diz "queda de velho não levanta poeira". Muitos não querem saber, e tampouco ajudar, e se justificam pela ideologia da idade: "Não tem jeito, ele já está muito velho". Enquanto houver vida haverá possibilidade. É importante pensar que o que é comum não significa ser normal. Ninguém nasce para viver confinado. A idéia de que os velhos precisam descansar e, portanto, o que elas precisam é de uma boa cama, é uma idéia equivocada. Muitos não se movimentam porque estão sem objetivos ou por falta de aptidão do corpo. E uma situação desencadeará a outra.

Finalmente confirmei a minha hipótese de que o desequilíbrio e as quedas não eram somente problemas de ordem física, e sim que havia muito mais complexidade no problema. Não adiantava diminuir os riscos causadores de quedas, nem tampouco facilitar a vida dessas pessoas retirando os obstáculos do caminho. Era necessário, sobretudo, desenvolver estratégias para devolver a potencialidade do corpo. Não me refiro às estratégias físicas somente, mas ao desenvolvimento da totalidade do sujeito.

A partir disso comecei a pensar na seguinte questão: Se a vida é um risco permanente, por que as pessoas mais velhas tinham de estar privadas dele? Se a possibilidade irrompe no risco, é fundamental fornecer o desafio a elas, capacitando-as a enfrentá-los. Sem desafio o movimento perde o sentido. Como costumava dizer o contra-almirante da Marinha dos Estados Unidos, Grace Murray Hopper: "No porto, o navio está seguro, mas não é para isso que os navios servem".

Ao facilitar movimentos mais arriscados, comecei a perceber que as pessoas deixavam de experimentar seus corpos não porque a velhice era fato consumado de incapacidade, e sim porque a cultura estabelecia regras de conduta. Eu tinha a hipótese de que elas realizariam suas atividades se acreditassem na própria capacidade. Eu estava certo. Elas foram redescobrindo a confiança perdida e recuperaram seus movimentos e objetivos latentes, deixando perplexos aqueles que compactuavam com a crença da deficiência.

As pessoas restabeleciam aos poucos suas atividades sociais e se tornavam mais independentes. Fiquei satisfeito e impressionado ao mesmo tempo, pois mesmo ao obterem melhorias no estado geral, algumas pessoas ainda mantinham a crença negativa sobre seus velhos corpos, acreditando no envelhecimento como fim. Estava evidente que o aprendizado social era a maior doença da velhice. Tive de traçar estratégias para educar essas pessoas a ver o próprio corpo como um manancial de possibilidades, e não como máquinas desgastadas pelo tempo. Freqüentemente elas me diziam: "Os velhos não mudam. Você é muito otimista mesmo". Outros ainda perguntavam se eu era um prestidigitador. Eu não dava ouvidos, outras vezes até concordava e acrescentava que a magia era uma crença como outra qualquer, então qual o problema em acreditar? De tanto sentirem, na própria carne, a capacidade de redescobrirem suas atividades, elas finalmente concordavam com os meus argumentos acerca da armadilha da identidade social do velho.

Nunca havia pensado na normalidade como farsa, entretanto, ao verificar as incríveis mudanças no corpo das pessoas, constatei que deveria rever os meus conceitos rapidamente e que ainda tinha muito para aprender. Primeiro, porque acreditava nas teorias do envelhecimento biológico como verdade absoluta, sem saber que elas eram incompletas, como veremos nos próximos capítulos. Segundo, eu estava contaminado pela idéia de que todos os velhos apresentariam alguma doença, em algum momento. Ou seja, eu desconhecia a capacidade do corpo de se transformar e o fato de que ser velho não significava de modo algum ser doente. Terceiro, a idade não era fator de limitação. Eu acreditava nisso porque tinha sido adestrado a somente examinar e tratar deficiências. Não havia aprendido a cuidar de gente.

Na época em que comecei a observar mudanças significativas e soluções de problemas considerados irrecuperáveis, cheguei a cogitar que a recuperação estava relacionada às eficientes técnicas terapêuticas. Houve um momento, confesso, que me orgulhava de minhas habilidades profissionais. Afinal, todas as pessoas apresentavam melhoras consideráveis. Atualmente afirmo veementemente que nenhuma técnica pode recuperar uma pessoa se ela mantiver a crença de que não existe mais jeito pelo fato de ser velha. A crença cria biologia. O humano possui uma complexidade incomensurável da qual o nosso entendimento não consegue dar conta. O corpo é sábio e tem linguagem própria, portanto, possui potência de criação.

Ser normal é obedecer à norma. Se os procedimentos e atos são regulados com base na maioria, ser normal, no entanto, pressupõe ser como a maioria é. Por outro lado, ser paranormal é recusar participar dos modelos ditos normais.

Ao exercer a minha "paranormalidade" fui capaz de facilitar a paranormalidade das pessoas mais velhas. Desse modo, elas alcançaram outro modo de ser. Ao confiarem no princípio da possibilidade (poder ser quem de fato se é), rechaçaram o medo de envelhecer e a recusa da velhice, determinados pelo modelo cruel e excludente presente em nossa sociedade. É preciso muita dedicação para expurgar preconceitos, a fim de retirar os mais velhos da categorização limitante. Ao se impor atributos rígidos a uma categoria, é retirada da pessoa sua livre expressão, assim ela deixa de ser quem é para ser um estereótipo. Quando se coloca um rótulo em alguém, ele passa a ser uma identidade estática, e não mais um ser humano, em transformação.

Após muito tempo, finalmente, aceitei essa minha paranormalidade. Somos todos munidos de poderes paranormais e somos livres para usá-los. Muitas vezes os outros querem retirar nossos poderes, com o objetivo de nos situarmos nas grades da identidade social. Quem entrega o próprio poder ao outro se torna fraco e impotente, perde a capacidade de fazer escolhas e se torna refém das decisões alheias. Por isso devemos constantemente prestar atenção em nossa paranormalidade, e verificar se estamos sendo quem de fato queremos ser. Caso não estejamos cumprindo o nosso papel existencial, devemos mudar logo nossos paradigmas. Paradigma é um padrão de pensamento e de crença que comanda o nosso discurso diário. É um princípio oculto que nos faz ter determinada visão do mundo, sem que tenhamos consciência dele.

A intenção principal deste livro é propiciar a mudança de paradigma acerca do envelhecimento. Para mudar, no entanto, não basta conhecer; é preciso vivenciar, pôr em prática os novos conceitos adquiridos, conectar radares para detectar outros horizontes. Se isso acontecer com você, eu terei cumprido o meu objetivo.

Não devemos temer o envelhecimento, muito menos sofrer em decorrência dos anos. Se nós temos um rosto, escolhemos como encarar os fatos. Entretanto, para isso, antes de qualquer coisa, será necessário exercer a paranormalidade, porque sem esse poder, poderemos resvalar e cair na categorização que preconiza o declínio do corpo como normalidade, da perda sem promessa de aquisição, da solidão angustiante, dos grilhões da tristeza, e muito mais. Teremos de nos munir de outras verdades, com novas lentes para ver o que os olhos não estão habituados a ver, e ultrapassar os escombros de conceitos limitadores acerca do envelhecimento e da velhice. Se assim lograrmos, seremos capazes de cruzar a fronteira para finalmente residirmos em terras muito mais democráticas e livres.

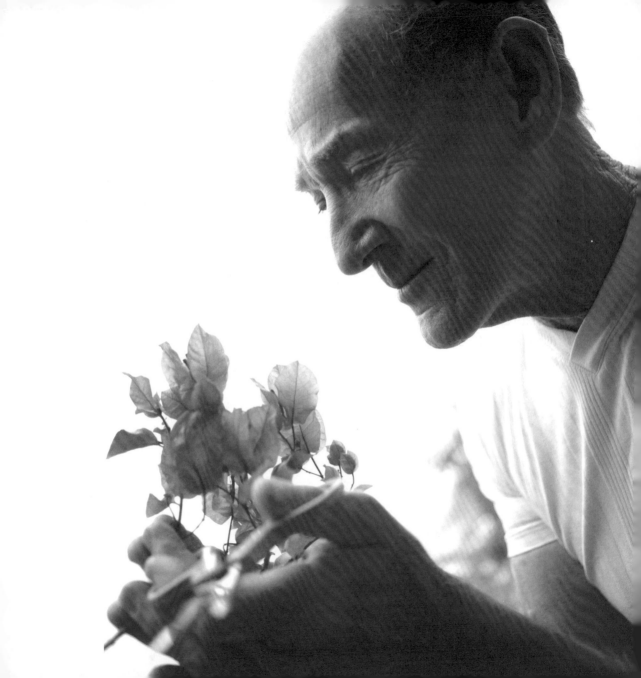

Capítulo I | O envelhecimento e a instabilidade do ser

> A vida só é possível num universo
> longe do equilíbrio.
>
> Ylia Prigogine

Os ventos da primavera deste ano estão intensos, limpam tudo com seus rodopios. A natureza faz a faxina das sobras do inverno. As árvores parecem comemorar sua higiene se balançando num ritmo frenético, liberando as antigas folhas ressecadas a fim de deixar espaço para novas presenças, brotos de folhas atuais. Há no jardim de minha casa várias espécies de plantas, e todas estão passando por mudanças. Eu não entendo nada da vida vegetal, sei apenas contemplá-la. Mesmo assim me surpreendo quando vejo uma nova flor, que no dia anterior não estava lá. As flores irrompem celeremente, e meus sentidos não conseguem acompanhar o envelhecimento delas. O tempo de cada planta é diferente do meu próprio tempo. As flores envelhecem num ritmo bem mais intenso, pelo menos assim parece. Quem consegue observar as plantas compreende melhor a mudança do que aqueles que estão ocupados demais para perceber. De minha mesa vejo ao longe o jardineiro olhando as flores, contemplando-as em reverência. Existe uma comunicação muda entre eles. Nunca perguntei a ele sobre os seus sentimentos para com elas. Há empatia na relação desse homem com as plantas. Sinto, entretanto, que elas não me compreendem, como eu também não as compreendo como gostaria. Elas me ignoram; já com o jardineiro é diferente. No dia em que ele vem tratá-las, percebo as folhas mais verdejantes e lustrosas.

Ele é um especialista sensível, poda as partes mortas das plantas, para deixar o novo surgir sem esforço. Elas ficam bem, pois refulgem soberbamente no brilho de suas folhagens. Elas ficam aliviadas, saudáveis e mais íntegras.

No jardim existem duas palmeiras imperiais, também denominadas de Palma Mater. *Mater* dará origem às palavras "mãe", "matéria", "matriz". A mãe-natureza embala os processos de vida e morte com simplicidade e sutileza. Com o auxílio do vento, facilitador de mudanças, a mãe-natureza dinamiza o ritmo de passagem. O vento se torna verossímil porque existem as palmeiras. Sem o vento, elas seriam silêncio. Não posso ver o vento, apenas senti-lo em minha pele (será que ele está levando algo de mim?). Sua manifestação se torna mais real porque existem as árvores que balançam e soltam as folhas secas.

Tenho um cachorro lhasa apso chamado Yang, ele me acompanha para todos os lados quando estou em casa. Ele, agora, movimenta o corpo para soltar alguns pêlos impertinentes. Ele quer se desfazer dos mortos, pois eles incomodam, atrapalham o surgimento dos novos pêlos. Yang não pára de se coçar, e geme de prazer, num ritmo frenético, reflexo e condicionante. Ele está agora exatamente debaixo de uma das palmeiras do jardim. Observo a similaridade dos movimentos do cão, do vento e das palmeiras.

Na natureza existe cumplicidade de forças, fluxo de correlação, reciprocidade solidária, para sustentar a continuidade. Tudo o que é vivo possui movimento, flutuação, instabilidade, portanto, incerteza. De repente, uma inflorescência da palmeira cai, Yang pára de se coçar e corre em minha direção. Uma situação imprevista requer uma reação corporal rápida, sem planejamento. O possível só existe na antecipação do "real". Enquanto a idealização é fluxo e indefinição dinâmica, o plausível é definição, certeza, estabilidade. A inflorescência da palmeira jaz no chão, alcançando o ponto de equilíbrio.

ଐ Os telômeros e a dinâmica do envelhecer

Ao olhar a imobilidade do ramo morto da palmeira, eu sou conduzido à reflexão sobre o tempo. Todos nós vivemos no fluxo do tempo inexorável. Se o tempo presente se alimentasse de equilíbrio, não haveria possibilidade futura. A flecha do tempo nos faz ser quem somos, permite também sermos quem ainda não fomos. Ao nascer seguimos adiante, em desequilíbrio anterior. A flecha do tempo caminha em uma única direção. Viver pressupõe estar na dinâmica do envelhecer. Se houvesse equilíbrio, não existiria envelhecimento, nem tampouco vida.

Atualmente a ciência preconiza ser a morte das células a única chance de sobrevivência para o organismo vivo. Por assim dizer, viver e morrer são processos indissociáveis. O envelhecimento celular é verificado no encurtamento dos telômeros, que são as extremidades dos cromossomos que regulam a divisão celular. As células humanas normais possuem um número finito de divisões. Ao atingirem esse limite, elas chegam num ponto de bifurcação, um lugar de escolha. Ou se degeneram e morrem, ou se transformam em uma nova forma (neoplasia). Essas células, ao se tornarem imortais, se transformam em células cancerosas. O câncer é formado ao longo do tempo, e não de um dia para outro. Essas células querem ação, optam pela continuação do fazer, em vez do desfazer. Elas são diferentes e recusam quaisquer semelhanças com as células saudáveis do organismo. A rebelião ocorre por quererem ser aquilo que elas não são e também por ignorarem as regras do envelhecimento e da morte. Sendo egoístas não dividem espaços com as outras células e partem para a competição e destruição. O combate irrompe, e subitamente a atividade do organismo como um todo passa a revelar deficiências. Portanto, o organismo vivo não sobrevive sem cooperação. Sendo assim, resistir à morte é um ato de tirania das células cancerosas. Elas querem demonstrar o poder de dominação. Elas são autoritárias e pretensiosas, por isso querem mostrar quem tem o poder. Porém, são células sem sabedoria. Ao destruírem as células saudáveis, o organismo enfraquece, até o todo sucumbir, inclusive elas próprias. Como diz o ditado: "Quem muito quer, nada tem".

Evidentemente o DNA é suscetível a alteração. Suas seqüências podem ser modificadas por uma variedade de agentes químicos, pelos radicais livres, em decorrência dos raios ultravioletas do sol, por acúmulo de erros genéticos, etc. Do mesmo modo, o organismo humano se constitui por etapas ininterruptas de desconstrução (desfazer) e reconstrução (refazer) de si mesmo. Viver é se desfazer para ser, e, enquanto se é, se preserva a capacidade de vir-a-ser.

O processo de envelhecer é efetivamente uma ação incessante de desfazer e refazer. São as características mutáveis de nossas células que nos permitem ser quem somos. Em suma, para ser quem somos temos de mudar. Mudamos tanto para manter a permanência de nossa essência.

Vivemos porque envelhecemos. Se desistirmos de envelhecer, morremos. A dinâmica desse processo é irrevogável. Não nos é permitido parar na estação da vida. A jornada continua através dos trilhos do tempo. Por isso, a prática da despedida é uma atitude sensata.

Se as células devem morrer para que a vida continue, então a estabilidade é uma falácia. Estamos habituados a pensar desse modo porque assim nos foi ensinado. O que consideramos estável não é verdadeiro, pois na matéria viva só existem estados dinâmicos, um princípio de ordem e desordem constantes. Por assim dizer, felizmente, envelhecer nos permite ser totalmente quem nunca fomos, sempre com novas oportunidades. Se fosse diferente, a fé não teria sentido. Ter fé subentende ter confiança no incerto, abrir a guarda ao novo, servir ao improvável. O que aprendemos na certeza? Nada, pois já sabemos o que queremos saber. A dinâmica do envelhecer nos propicia ir em frente, no sentido do imprevisível.

Conhecer e envelhecer são sinônimos; um não existe sem o outro. Podemos optar por maneiras de aprender, mas, efetivamente, quanto mais velhos estivermos, maior a capacidade de valorizar fatos relevantes e ignorar os irrelevantes. Esgotar-se aos problemas, por exemplo, tange aos mais novos. Quem já vivenciou um problema e aprendeu a solucioná-lo não gasta tanta energia quanto aquele que nunca teve a oportunidade de conhecer o caminho das pedras. O aprendizado é mudança de estado, é como sair de uma piscina após um longo tempo dentro dela. Quando saímos sentimos o peso da gravidade incidir sobre o corpo. O corpo é outro, os movimentos precisam se ajustar ao novo terreno. Antes flutuava, agora ele necessita de mais força para se adaptar. Aprender é sair de uma situação para experimentar outra. Portanto, envelhecer é aprender, porque a cada instante deixamos de ser o que éramos para nos tornarmos diferentes.

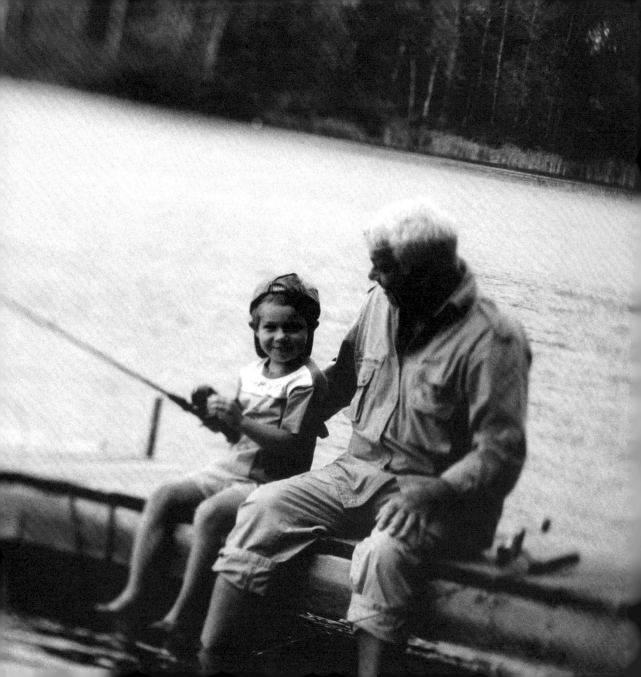

Capítulo II | Envelhecer é aprender

Quando criança, escutava o meu pai dizer: "Só conseguimos as coisas com muito esforço. Se você quer ter estabilidade na vida tem de trabalhar duro. Nada vem de graça". Esse discurso foi repetido tantas vezes que o meu cérebro ficara viciado. Ele tinha tantas dúvidas com relação ao meu futuro que conseguiu me impregnar com os medos dele. Hoje entendo o motivo da aflição; ele não tivera chances de estudar, e o trabalho sempre significou grande esforço e sacrifício. Sendo assim, ele não conseguiu me ensinar o exercício da escolha, só a prática da preocupação. Embora tenha sido difícil conviver com essa idéia durante anos, aprendi algo importante: não repetir padrões de pensamento sem questioná-los.

Fui condicionado a acreditar no esforço como única maneira de obter a almejada segurança. Alcançar a estabilidade na vida era o motivo principal de minha batalha pessoal. Lutei bravamente, me esforçando para ser "alguém na vida" e chegar a algum lugar. Exigia de mim mais do que eu era capaz, e me machuquei por desrespeitar a lição magnânima do processo de envelhecer. Soçobrei de tanto brigar comigo mesmo. Aos dezoito anos de idade irrompeu uma úlcera em meu estômago, e quase tive de me submeter à cirurgia. Contudo, algo prodigioso aconteceu, um pequeno livro com grande alma chegou até mim. O livro *Sidarta*, de Hermann Hesse, foi o estopim de minha mudança.

Você deve estar se perguntando: Qual a relação do livro com a úlcera do estômago? Responderei adiante.

Na época, eu estava na faculdade e queria ser o melhor aluno, tirar as maiores notas, numa competição cega. Para isso era preciso superar minhas limitações, com muito esforço e sacrifício, e seguir o modelo de trabalho de meu pai. O esforço era um contrafluxo, não condizia com o movimento natural da minha vida, era na verdade resistência, controle, vaidade, trazendo-me dor e sofrimento.

A dor no estômago surgira para me avisar o quanto estava desrespeitando os meus limites. Na época, eu desconhecia a simbologia do corpo, estudava somente como manejar a máquina. Eu queria digerir o mundo no menor tempo, colher frutos não semeados, puxar a grama para ela crescer mais rápido. Assim, eu deglutia o conhecimento sem saboreá-lo. O medo de não lograr o sucesso (como se o sucesso fosse uma etapa, e não uma sucessão de eventos) me gerava raiva, provocando a erupção de suco gástrico, o qual comia as paredes de meu estômago. Eu me corroía de aborrecimentos quando as coisas não surgiam no momento em que eu queria que surgissem, ficava azedo (tinha azia) de ansiedade, perdido na ilusão (ansiedade) do futuro.

O trecho específico do livro de Hermann Hesse que me fez mudar foi o seguinte:

... o rio se encontra ao mesmo tempo em toda parte, na fonte tanto como na foz, nas cataratas e na balsa, nos estreitos, no mar e na serra, em toda a parte, ao mesmo tempo; de que para ele há apenas o presente, mas nenhuma sombra de passado nem de futuro.

Iniciei uma nova maneira de compreender a vida. Percebi que minhas atitudes estavam incorretas. A faculdade havia contribuído, e muito, para reforçar a competição, a vaidade, a onipotência e a minha petulância.

A vida é como o rio, não há por que apressá-lo. O momento é o momento. Compreendia que eu não tinha mais nada senão a mim mesmo. O meu pai não era o meu pai, e sim a representação que eu tinha dele. Eu o perdoei e segui em frente. O que eu podia saber era apenas o que se mostrava a mim no momento presente. Se eu saísse de cena, tudo desapareceria apenas para mim, mas o fluxo do rio da vida continuaria para outros. Então, por que pensar em me esforçar tanto? Se tudo existe somente aqui e agora, e eu só posso agir neste tempo presente, não é salutar confabular o futuro.

Aos poucos descobri que o futuro também estava no presente. A ação presente se desenrolava para o momento ulterior. Enfim, não adiantaria ser o que minha elucubração queria que eu fosse. Era apenas um ideal, uma imagem, uma ilusão. Pensar na ilusão era ignorância. Assim, finquei os pés na terra e passei a sentir o Agora. Foi um exercício diário. Quando pensava se o meu dinheiro daria, respirava fundo e retornava ao Agora. Entretanto, como eu podia lidar com os projetos futuros? Sentindo o sabor da experiência momentânea, então, passei a entender que o esforço era bem diferente da dedicação.

Dedicação significa devoção incondicional, doação de si mesmo para uma causa maior, sem perder o foco no aqui e no agora. O resultado não importa jamais, o mais relevante é a ação. Eu usava a seguinte expressão: "Não importa a chegada, e sim a trajetória". Passei a viver como se viajasse num trem, contemplando a paisagem passageira. Se o distante é inalcançável aos meus sentidos, então não tem por que pensar nele. Assim, a atividade de meu estômago diminuiu, fiquei mais calmo e consegui sair do conflito, e a úlcera cicatrizou.

❧ Aceitar o envelhecimento é libertar-se da culpa

Até hoje muitas pessoas, inclusive as mais velhas, insistem em perguntar por que eu optei por trabalhar com a velhice. Costumo dizer que os mais velhos são mais interessantes. Evidentemente, não optei por trabalhar com pessoas mais velhas, elas, sim, é que me escolheram, e sou grato por isso.

Ao terminar a faculdade de fisioterapia iniciei o meu trabalho atendendo a pessoas mais velhas em suas residências. Elas tinham deficiências físicas com sérias limitações de movimento. Logo percebi que aprenderia muito com elas, principalmente como viver melhor. Elas adoravam contar suas histórias, e eu ficava fascinado por ouvi-las. Elas queriam encontrar o porquê dos erros do passado. Algumas traziam culpas na bagagem, outras, saudades, e tinham aquelas que carregavam somente lembranças sem compromisso.

O que sempre me chamou a atenção nas histórias era a dificuldade do autoindulto. As pessoas, principalmente os homens, não se perdoavam por desrespeitar o tempo presente. Eles só se permitiam pensar no futuro, planejar o trabalho e as finanças. Acreditavam que isso era responsabilidade. De tanto confabularem o futuro, deixaram para trás o tempo oportuno de se viver, o presente.

Sempre tive a curiosidade de saber como o envelhecimento era visto pelas pessoas bem mais velhas. Queria saber como elas desenrolavam o fio de suas histórias. Lembro-me de Madalena, mulher de noventa anos de idade. Ao perguntar a ela como era envelhecer, ela simplesmente olhou para mim e sorriu, dizendo: "Quando percebi estava aqui, com noventa anos. Se eu soubesse que o tempo passaria tão rápido tinha aproveitado melhor a vida". Por que algumas pessoas não percebem a passagem do tempo? Porque somos educados a estar sempre lá na frente, tentando controlar o inesperado, como se pudéssemos antever as situações resolvendo-as meramente na imaginação. Porém, estar no controle não ajuda em nada. Sofrer a dor de um ataque provável é incorporar tensões musculares defensivas. Defender-se antes de surgir o acometimento nos faz gastar uma energia fenomenal.

Por isso, tenho questionado bastante a palavra "preparar". Ao ministrar palestras, ou dar entrevistas, é freqüente a pergunta: "Como se preparar para a velhice?". Costumo responder: "Aceitando o agora com responsabilidade". Não creio ser possível parar antes (pré-parar) para algo que ainda não aconteceu. Vivemos num fluxo ininterrupto, e se em cada ação mantivermos a habilidade de dar as melhores respostas possíveis (responsabilidade), nunca erraremos. Ao realizarmos somente o que podemos realizar, na medida certa, fazendo o melhor, o resultado se torna mera conseqüência. Assim, não podemos errar. Mesmo se obtivermos um resultado insatisfatório, não haverá espaço para culpa, pois teremos a convicção de que foi feito o melhor e que não poderíamos ter feito diferente naquele momento.

Culpa é autopunição, própria de pessoas que desconhecem seus limites, e não aceitam o envelhecimento como possibilidade. É muito fácil se sentir culpado ao olhar o caminho percorrido pelo retrovisor, mas antever as conseqüências futuras pelas decisões presentes não é nada simples. Sabemos o que já passou, e não o que virá após a próxima curva. Mesmo sabendo disso, muitos se culpam porque se consideram imprudentes em suas decisões. Podemos estar atentos ao presente – o que se torna cada vez mais um fenômeno raro em nossos dias –, e mesmo assim falharmos. Como disse acima, é preciso confiar no processo de envelhecer. Tornamo-nos mais hábeis em termos de acerto e erro ao envelhecermos mais e mais. Se não conseguiu bons resultados agora é porque ainda não envelheceu o suficiente.

A culpa, entretanto, reside no passado, um tempo inexistente. Quando alguém se pega pensando "se eu tivesse feito isso" ou "se eu soubesse teria agido de outra maneira", deveria engasgar-se com os pensamentos. A auto-comiseração não contribui em nada, não facilita para melhores resultados. Pelo contrário; ela atravanca a ação. O "se eu" será sempre uma mentira descabida, utilizado pela pessoa como recurso para a autopunição. Uma vez que o envelhecer é processo de aprendizado e de especialização, podemos estar certos de que o resultado será totalmente diferente da próxima vez que tentarmos algo. Podemos ser mais eficientes no tempo do vir-a-ser, porque já estamos mais velhos. Viver é um processo inexorável de envelhecer, porque somos destinados à evolução. Teilhard de Chardin dizia que o homem não era o centro estático do mundo, mas flecha da evolução. Portanto, uma vez vivos, caminharemos sempre à frente. Nessa estrada não existe retorno, ou envelhecemos ou morremos.

O rei que nunca envelheceu

No topo da mais alta montanha do mundo existia um castelo de pedras. Nele morava um rei orgulhoso e egocêntrico. Era ruivo, corpulento e forte, com nariz pontudo. Ele usava roupas reais com pedras de brilhantes incrustadas no tecido de linho nobre. Nunca retirava a coroa repleta de ouro e diamantes. Era um homem entediado e mal-humorado. A preocupação dele era com a aparência real, receava aparecer aos súditos de maneira inapropriada. Ao subir no púlpito, somente no dia de seu aniversário, o que mais ele esperava eram os elogios. A aparência para ele era inquietante, tanto que sancionou um dia só de festejos para mostrar sua capacidade de se manter belo.

O resto do ano ele lucubrava como seria a próxima aparição. Cada vez queria se mostrar mais belo e jovem. Acreditava que os nobres não envelheciam, somente os plebeus. Adorava fazer longas ruminações sobre sua beleza e detestava ser interrompido. Criara uma lei que dizia que ninguém deveria perturbá-lo. Quem cometesse o atrevimento de interrompê-lo podia perder a cabeça.

Por ser rei, achava ser capaz de conseguir o que quisesse. Governava o reino com pulso forte, e a pretensão dele era viver para sempre. Nunca se casara, recusava dividir o reinado com outra pessoa. Muito menos pensava em ter um herdeiro, somente ele reinaria absoluto.

Todas as mulheres com as quais ele se deitasse eram presas no calabouço do castelo, e lá ficavam nove meses, até se ter certeza de que elas não haviam engravidado. E todos os prováveis filhos do rei eram atirados no precipício.

Na soleira da montanha vivia um povo subjugado. Trabalhadores do campo pagavam altos impostos para manter a luxúria do rei. Quem se recusava sofria punições terríveis, era aprisionado no calabouço do castelo até a morte.

Havia chegado o grande dia da celebração do aniversário do rei. Na ocasião, ele mandava servir um banquete no castelo, e todos os convidados deveriam comparecer. Quem se atrevesse a recusar era castigado. Um momento de orgulho e glória para o rei, pois beleza e juventude eram características de perfeição e divindade, e ele se sentia o máximo naquele dia.

Ele gostava de receber presentes, mas principalmente elogios. Os pobres camponeses tentavam arrumar o melhor elogio para a ocasião. Quem conseguisse fazer o rei feliz era contemplado com moedas de ouro.

Formava-se uma fila enorme até o trono magistral. Lá, o rei aguardava os melhores presentes. Cada um que chegava até ele declamava uma poesia, uma canção, um conto de beleza, enaltecendo a aparência do rei.

Burla era o maior escriba do povo. Todos os anos ele ganhava as moedas de ouro, pois sempre conseguia surpreender o rei. Apesar de ser um homem simples, não era nem um pouco humilde. Talvez por isso suas palavras conviessem ao rei. Ele queria sobressair-se aos outros, tanto que passava o ano todo preparando o melhor elogio. Com o prêmio ele conseguia se manter. Enquanto os outros não tinham a mesma chance, trabalhavam arduamente no campo para

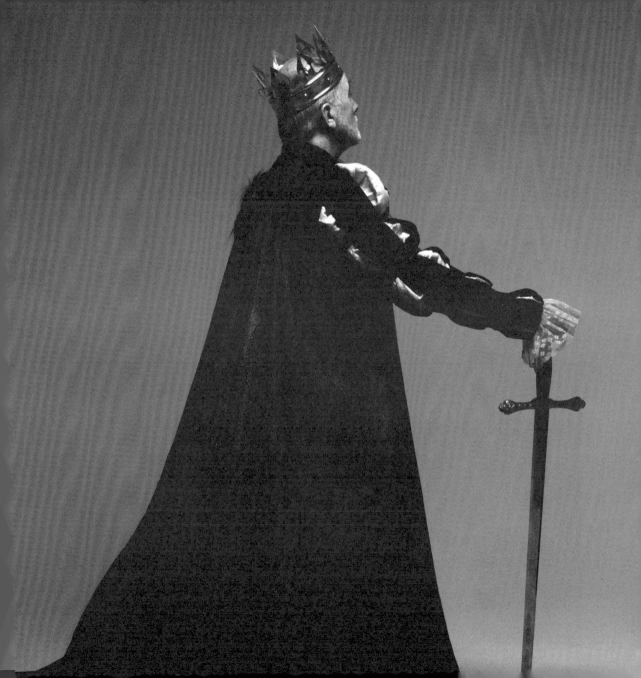

pagar os impostos e sustentar a família. Orgulhoso, decidira naquele ano fazer algo inusitado. Pretendia mostrar que as rugas do rei também tinham beleza.

Ao se aproximar do trono, a expectativa do rei era visível, e Burla iniciou suas palavras:

Amado rei,
Possessor de rugas magnânimas.
Anos vindouros virão com as flores primaveris,
Elas, contudo, trarão graça ao reino,
Enquanto o inverno não chegar.

Logo o sorriso do rei se transformou em máscara de desalento. Como não queria demonstrar vulnerabilidade e imperfeição, pois era o rei, engoliu em seco aquelas palavras.

Ele permaneceu sentado ao trono até o fim. Quando todos terminaram, ele decidira que naquele ano não haveria vencedor. Ele se retirou aos seus aposentos, indo direto ao espelho verificar as "rugas magnânimas", e as encontrou com facilidade, pois estavam à mostra para que todos rissem de sua condição mortal.

Não suportava a hipótese de sua mortalidade; acreditava que os verdadeiros reis eram seres divinos e, portanto, imortais. Visto que as rugas surgiam em seu rosto, significava que ele envelhecia, e se ele estava envelhecendo poderia morrer. Estava consternado por não obter respostas para o envelhecimento.

Ele era um homem belo e perfeito, recusava a mácula do tempo. Sem a beleza seria considerado um velho, indigno e imperfeito.

Imediatamente após condenar Burla, mandou chamar o vizir e ordenou que ele fosse ao encontro do mago da floresta e trouxesse o mais rapidamente possível a poção contra rugas. Aquela missão deveria ser sigilosa, não queria que ninguém soubesse de seu descontentamento. Ainda advertiu ao vizir: caso não conseguisse sucesso na missão ele seria condenado ao calabouço.

Às pressas, o vizir saiu montado em seu cavalo na procura do mago. Não era fácil encontrá-lo, o mago era nômade, poderia estar em qualquer lugar da floresta. Após muitas horas de busca, avistou uma clareira, e lá havia uma fogueira, o cheiro de fumaça de ervas misturadas no ar só poderia ser coisa do mago. Ao se aproximar dele, foi logo dizendo estar sob ordens do rei.

O mago era ruivo, com um nariz pontudo. A aparência grande e esquisita denotava característica misteriosa. Trajava roupas sem cor e sujas pelo encardido das ervas. Havia algo estranho quando ele falava, sua face não se mexia. Corria o boato de que ele nascera sem alguns músculos do rosto, por isso a idade dele era uma incógnita. Para saber se um homem é velho ou novo basta olhar para as rugas de expressão. Como ele não tinha rugas por causa da paralisia do rosto, ninguém sabia.

O que também ninguém desconfiava era que o rei era odiado pelo mago. Sua mãe havia sido morta a mando dele, porque era uma das mulheres que no passado dormira nos aposentos reais.

O mago se rejubilava com a possibilidade de vingança e disse ao vizir para anunciar sua presença no castelo na próxima lua cheia. Levaria consigo a poção mágica para eliminar as rugas do rei, e não era só isso, faria com que ele nunca mais se preocupasse em não envelhecer.

O vizir montou em seu cavalo e rapidamente saiu em direção ao castelo.

Chegando lá, pediu uma audiência. Imediatamente o rei concedeu. Ele estava aflito para saber se havia conseguido a poção antienvelhecimento. Dando a notícia, o rei ficou exuberante de expectativas. Chamou seus soldados e mandou prender o vizir no calabouço. Ele não queria que ninguém soubesse o seu segredo.

Como agora conseguiria viver para sempre, sem envelhecer, queria que todos pensassem ser ele um ser divino e perfeito.

Na noite de lua cheia, o rei aguardava ansioso pelo encontro nos próprios aposentos. Inquieto, não sabia como seria o encontro. De repente, por detrás de uma pilastra, um homem surgiu. O rei se assustou e empalideceu ao enfrentar o rosto do mago. Ele não era estranho para ele; possuía semelhanças com alguém conhecido.

O homem fez todas as reverências como qualquer súdito faria e retirou do bolso uma pequena garrafa contendo um líquido estranho. Ao entregá-la nas mãos do rei, disse o quanto estava agradecido por aquele momento. Era uma honra ajudar o rei a ser equilibrado, firme e seguro de si. A beleza dele seria imperturbável ao tomar aquela poção. Mas ele deveria tomá-la de uma vez, sem pausas.

Sem delongas, o rei tomou a poção como o mago indicara. Aos poucos o rei foi se sentindo forte, firme e mais estável do que nunca. Ele sorria de contentamento ao perceber que suas rugas estavam desaparecendo, seu rosto era agora plácido, sem expressão. Ao mesmo tempo as pernas endureciam e mudavam de cor. O rei, perplexo, perguntou por que não estava conseguindo se mover. O mago, com sorriso interno, pois não tinha músculos para expressar sorrisos, respondeu que em instantes o rei conseguiria o que tanto desejou, se tornaria um ser imutável.

As vestes do rei foram perdendo o brilho e a cor. O cinza tomava conta de todo o corpo dele. Não existia movimento, tudo era estabilidade e segurança. A fixidez da pedra estava quase completa, quando o rei em suas últimas palavras disse: "Meu filho, por quê?".

O rei se transformou em uma estátua de pedra. Não envelheceria jamais. Agora seria contemplado por todos como peça de museu. A estátua tinha contornos perfeitos, nada podia perturbá-la.

O castelo foi abandonado e passou a ser considerado um lugar de triste lembrança.

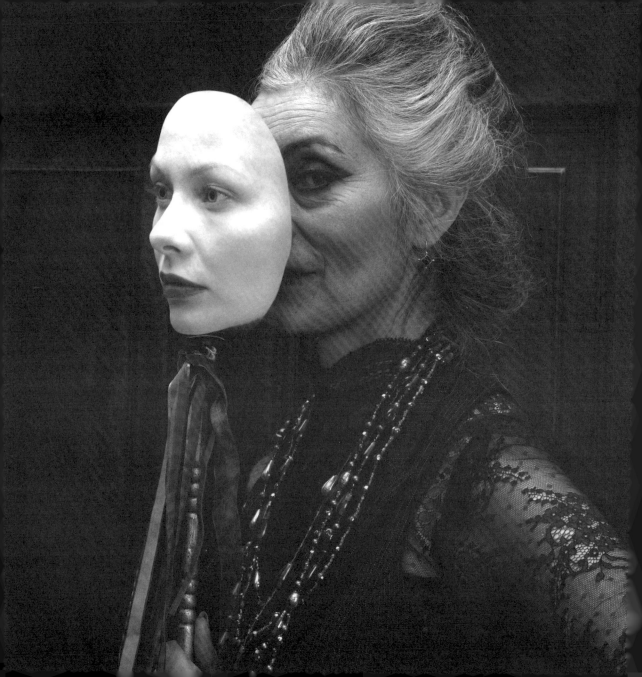

Ruth e o príncipe que nunca chegou

Tenho 60 anos e não encontrei o meu lugar. Já me casei duas vezes. Na primeira, arranjei um marido como se arranja uma catástrofe. Ele era indolente, detestava trabalhar, adorava, sim, a cerveja e o churrasco de fim de semana. Aquele homem fastidioso me enganou. Antes era romântico, trazia flores e me encantava com palavras tímidas. Depois, ele foi se transformando em um gordo nojento, peidava sem se desculpar, arrotava e nem sequer se preocupava se eu me sentia incomodada. Durante algum tempo reclamei, na tentativa de ele mudar as atitudes grosseiras. Depois desisti e passei a ignorá-lo como se ignora um guarda-chuva em dias ensolarados. O casamento não durou muito. Ele compreendeu quando disse que não dava para continuar. Talvez ele quisesse terminar comigo, mas como os homens não são corajosos o suficiente para terminar uma relação, vão ao limite da paciência da mulher.

O segundo casamento também não foi nenhum mar de rosas. Ele gostava de mastigar ossos de frango, e isso me irritava profundamente. Comecei a engordar, e nenhuma dieta conseguia diminuir meu peso. Tentei de tudo, até perceber que estava deprimida por causa da relação. Ele era literalmente um cachorro. Não só gostava de comer ossos, como também de cheirar algumas cadelas. Por que acreditamos que a vida nos oferecerá oportunidades melhores? Pensei ser merecedora de outra chance. Caí de cabeça na relação e tive duas filhas. Logo percebi a transformação de meu príncipe em sapo.

Obviamente, nunca pensei em ter uma vida fácil, estar encostada em homem, cuidar de casa e da educação dos filhos. Aprendi a trabalhar muito cedo; os meus pais eram exigentes, eles queriam uma filha que fosse voltada à família. Mas o que eles conseguiram foi uma filha revoltada. Meu pai não me compreendia e costumava dizer que eu era uma menina má. Eu tinha de me convencer disso a qualquer custo. Eu cresci ouvindo essa mensagem negativa. Compreendo a vida como um carretel a se desenrolar. Está sobrando pouco para terminar a linha, e eu estou aqui sem rumo, sem vida. Quando paro para pensar, verifico minha falta de vigor.

Trabalhei como cozinheira em restaurante. Não era um restaurante qualquer, era chique. Via pelas frestas da cozinha os casais à mesa, nas noites de sábado, em busca de sonhos e fantasias. Enquanto o homem cortejava, a mulher se enroscava sedutoramente nos movimentos dos cabelos. Já reparou que a mulher quando quer alguma coisa com um homem movimenta os cabelos? Naquele momento minha vontade era ir lá e dizer: "Não caia na cilada do casamento". Mas como podia fazer isso se ainda na minha idade sonhava com a chegada do príncipe em seu cavalo branco, para me resgatar de minhas duas relações frustradas?

Confesso que tento não pensar nisso, mas ao me sentir só acabo por imaginar um outro homem, compreensível e romântico. Perco o controle. Essa idéia desaparece quando penso na minha idade. Sou uma mulher livre, com as filhas criadas, porém, sem ter para onde ir. Estou encurralada nas grades dos anos. A velhice chegou, e a menopausa também. E isso me dá muita raiva. Sinto-me uma mulher arrojada, com o meu dinheirinho, mas sem poder comprar o meu príncipe. Nem tenho pés bonitos para calçar sapatinhos de cristal. Os meus pés gordos de inchaço de tanto trabalhar em pé parecem os chispes salgados que eu uso na cozinha do restaurante.

Envelhecer é um problema. Se eu pudesse ter o corpo sedutor de meus 20 anos com a minha cabeça de 60, eu faria uma festa. Ninguém me enganaria. Obviamente recuso retornar e ter de passar por tudo novamente. Juventude e ingenuidade são palavras sinônimas. As mulheres mais novas são tolas, se entregam fácil. Envelheço a cada dia, mas o desejo de ter uma companhia não envelhece. Se eu pudesse amadurecer a minha cabeça seria muito mais fácil.

Como posso aceitar o meu corpo se ninguém olha para ele? Fico revoltada quando alguém vem com um jeito educado e me chama de senhora. Outro dia estava no elevador, um rapaz maravilhoso olhava para mim de soslaio, e eu pensei: "Uau! Bonito o rapaz". Interessei-me na hora. Quando chegamos ao térreo, e a porta do elevador abriu, ele com um sorriso idiota deu-me passagem dizendo: "Bom dia para a senhora". Queria matá-lo e me matar ao mesmo tempo. Subitamente minha consciência me chamou a atenção: "Você é uma senhora de respeito". Sou uma senhora de respeito, e não sou tocada há anos. Os anos estão me devorando, e os padrões sociais acabando comigo. No sorriso vil daquele rapaz vinha escrito: "RESPEITE OS MAIS VELHOS". Odeio isso! Respeitar não deveria ser o mesmo que "MANTENHA DISTÂNCIA", como se a velhice fosse doença contagiosa. Ser uma velha é ter de cumprir regras bem definidas no dia-a-dia. Por isso, perco a minha espontaneidade. Pareço ser quem eu não sou. Existe um descompasso entre aquilo que penso e desejo, com aquilo que o meu corpo demonstra.

O meu corpo não mais seduz, acho que ele nunca seduziu, mas eu tinha certo charme, e aí vem o envelhecimento e leva embora.

Se alguém me perguntasse se eu me sinto velha, diria sem pestanejar: "Lógico que não. Eu não sou velha. Sou moderna". Mas quando estou sozinha em casa e me olho no espelho não me engano jamais. Mascaro-me todos os dias para ir ao trabalho. Eu sei que quem usa máscara recusa a si mesmo. O rosto mais velho é um impedimento para a aproximação de outros corpos.

Quantas vezes eu pensei em mudar o meu corpo cirurgicamente! Os homens querem mulheres mais jovens, porque são machistas, querem dominá-las. A cirurgia plástica consegue esconder a idade. Contudo, tenho medo de ser cortada. O meu destino já me cortou o suficiente, e estou fragilizada e sozinha.

❦ Envelhecer é metabolizar

O corpo possui o conhecimento. Sabemos o que sabemos porque somos uma estrutura desestruturante. A única chance de evoluir é deixar de ser para vir a ser continuamente. Sem o corpo perderíamos a referência de mundo. A cognição está nele e nos faz ser quem somos. O indivíduo encontra seus limites pelo corpo, se situa no mundo porque ele propicia o aprendizado. Toda a história reside nele, e quanto mais velhos nos tornamos mais ele tem para contar. Nenhuma experiência fica de fora, tudo é presença.

Envelhecer é passar por múltiplas mudanças em vários níveis. Todo corpo tem seu fim nele mesmo, sua definição. Sendo assim, a transformação (ir além da forma) nos propicia o estado de individuação. Indivíduo é aquele que não se divide, ser íntegro na forma de si mesmo. Por que então temer o envelhecimento? Existe a história de uma borboleta que ao sair do casulo, com asas coloridas e capacidade de liberdade, olha para trás e para si, dizendo: "Eu me transformei nisso". Tudo é consciência, você pode aceitar a transformação e estar consciente de que ela te levará a um só lugar: a integridade. Ou tentar resistir, tentar retornar ao casulo, e sofrer.

Em nossa época, não raro, assistimos ao fenômeno de filhos mais velhos que não querem se lançar ao mundo, mesmo tendo belas asas. Querem o conforto construído pelos pais. Como vimos na introdução, um navio no porto está seguro, mas ele não foi construído para isso. Estar na segurança do casulo é desperdiçar a chance de conhecimento, porque lá inexiste a experiência de troca. Chafurdar na estabilidade é comer o alimento amargo da repetição. Não é bom chegar à velhice e ter de se perguntar: Para que vivi? Por que deixei de optar pelo sentido para me preocupar com os resultados? Só existe sentido no

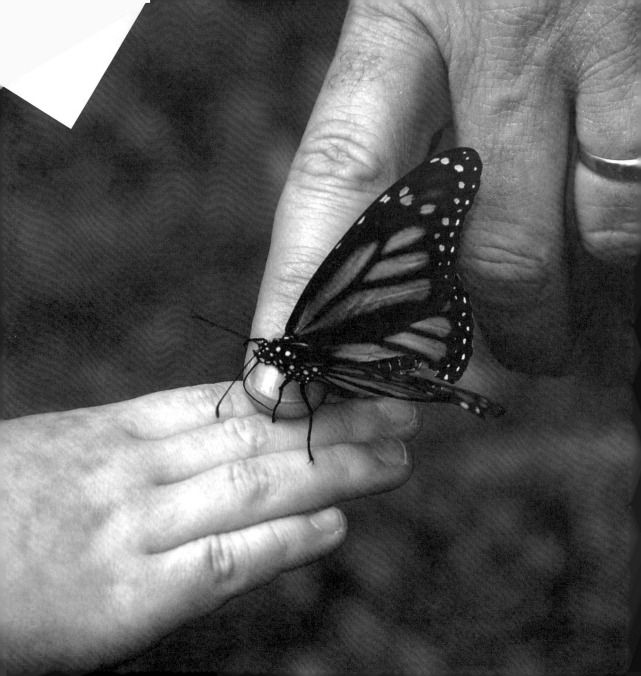

presente, não vou deixar de repetir isso. É aqui que contemplamos a estrada e escolhemos caminhar por ela. Se eu não conhecer o destino, tanto faz ir para a direita ou para esquerda. O mapa não é a experiência da estrada. É preciso ter consciência para enveredar na transformação. Isto é, aceitar o envelhecimento é uma experiência repleta de riquezas. Uma vez escolhida a alternativa a seguir, não faz sentido se arrepender. Escolhemos o que podemos escolher, nada do passado pode ter sentido. O sentido é uma seta a indicar o movimento no presente.

Quando estamos numa estrada e chegamos a um cruzamento, temos de optar por qual direção seguir. Não podemos ir em duas direções ao mesmo tempo. A vida é como essa estrada, repleta de cruzamentos. Precisamos estar conscientes de nossos passos para fazermos as melhores escolhas.

Se o corpo é a nossa referência no mundo, manter um corpo jovem não tem sentido. Porque o corpo jovem é o corpo do passado, ele já se foi, e a experiência se transformou em algo a nos dar novas alternativas na vida.

Pensar em ter um corpo jovem aos setenta anos de idade, por exemplo, é completamente discrepante. A natureza é sábia, não nos permitiria usufruir desse malogro. Infelizmente, muitas pessoas ainda acreditam no antienvelhecimento. Acreditar no antienvelhecimento é ficar no cruzamento, decidir-se pela inércia. Recusar o envelhecer é temer o conhecimento. Assumir ser quem de fato se é não é nada fácil. A maturidade nos propicia a responsabilidade de ser quem somos. Todavia, se somos apenas o que o outro sempre nos disse para ser, então não nos reconheceremos. Ao chegar na velhice estaremos chafurdados na solidão e não suportaremos a nossa própria companhia. Como posso aceitar a mim mesmo se não me reconheço como um ser legítimo?

Detestamos o desconhecido porque aprendemos a controlar tudo, acreditamos em nossa capacidade de obter segurança somente naquilo que conhecemos. Se o corpo muda, porque vive, portanto envelhece, então somos incapazes de obter tal segurança. Essa é a origem de toda angústia. Mesmo assim, ainda resta a esperança de que a angústia possa nos levar à frente, porque ela nos aperta. Para fugir dos espaços apertados é preciso se movimentar. Viver é movimentar-se, é se transformar, é envelhecer.

Como vimos na história do rei que nunca envelheceu, recusar o envelhecimento é se tornar estátua de pedra. Em nossa sociedade, não raro, as pessoas buscam fórmulas antienvelhecimento almejando obter um corpo de vitrine. O corpo exuberante é uma peça de museu. Vive-se correndo atrás de imagens agradáveis aos outros. Compreendo o botox como meio de retirar a possibilidade de expressão, de movimento, de transformação.

Indubitavelmente, não pertencer a um grupo social é assustador, porque somos seres gregários. Se a juventude compreende beleza, perfeição e ordem, a velhice pressupõe feiúra e desordem, por isso as pessoas se sentem ameaçadas pelo surgimento de uma simples ruga. Outros ainda a acusam como a uma doença.

O que seríamos sem as nossas rugas? Espaços vazios, sem expressão de existência. Mas por que muitos pensam assim? Porque entendem o humano somente pelas partes isoladas que o compõe. Aprendemos a ver a ruga, e não o que ela pode representar em termos de história. Uma ruga não pode nos condenar ao ostracismo, a não ser que nos convençamos disso. Quem não compreende a individuação dará poder ao espelho. Se não estivermos bem em nossa própria pele, como poderemos compartilhar nosso prazer com o outro?

Quando Ruth reclama sua juventude, fica clara a sua angústia. Porém, a angústia de Ruth não está no envelhecer, e sim na incapacidade dela em se relacionar com as outras pessoas. É raro satisfazermos nossas expectativas pelo modelo da idealização. Ela quer ter um corpo de fotografia, estático, portanto perfeito. Ela se abandonou em prol do olhar alheio. Nunca conseguirá ver a si mesma de modo verdadeiro se ela não desfrutar da maturidade.

Ruth foi sugestionada, como todos nós, a ter sempre um corpo jovem, belo e perfeito. Ela acredita que só tendo um corpo sedutor poderá ser aceita e aguardar a chegada do príncipe encantado montado no cavalo branco. Ele nunca chegará enquanto ela não conhecer suas reais intenções e desejos. Seduzir não é exclusividade de um corpo jovem. Sedução pressupõe sentido de ligação, ou seja, de relação. Ruth, no entanto, nunca foi hábil em seduzir, não porque não tem um corpo jovem, e sim por ser imatura em suas relações, por mentir para si mesma.

Envelhecer é metabolizar, trocar com o outro a energia viva para nos mantermos vivos. Enquanto vivermos, teremos a chance de alcançar a verdade. Sendo assim, ser aprendiz no processo de envelhecer é saber que nada será; tudo é.

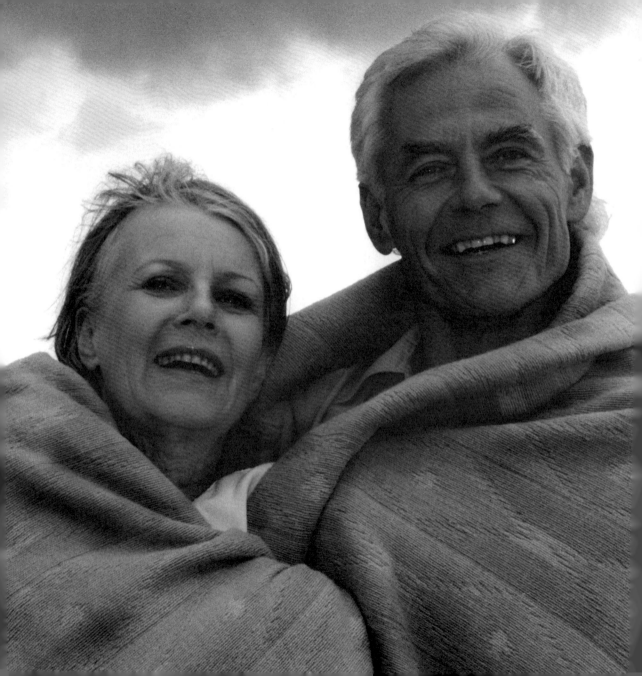

Capítulo III | A verdade caducou?

> A causa fundamental dos problemas
> no mundo de hoje é que os estúpidos têm
> certeza absoluta, enquanto os inteligentes
> estão repletos de dúvidas.
>
> Bertrand Russel

Nosso cérebro não dispõe de um dispositivo para sinalizar se estamos caducando ou não. Vivemos a normativa cuja determinação anuncia que dois cérebros, ou mais, concebem a realidade, enquanto um cérebro sozinho já não pode ter tanta certeza assim. Comumente as pessoas mais velhas são consideradas caducas por serem fiéis aos seus devaneios. Essas pessoas estariam dementes ou seriam apenas diferentes porque conseguiram viver mais e, portanto, possuem outro modo de ser? Observo pessoas mais novas, consideradas normais, que acreditam em suas confabulações, muitas vezes sem coerência. Poderia confirmar a demência de uma pessoa mais velha só porque ela acredita em suas fantasias? Poderia confirmar a normalidade de pessoas mais novas que não conseguem encontrar adequação para suas vidas? Simplesmente não poderia. Mesmo assim algumas pessoas acreditam nas regras de classificação de normalidade. Ao se tratar de quesitos cognitivos, os mais velhos saem perdendo, porque é muito mais fácil aceitar um jovem imprudente do que um velho. Quaisquer regras para classificar pessoas serão sempre duvidosas. Ao se tratar de gente, trafegaremos perpetuamente na incerteza, porque o humano é indefinível. Os modelos de classificação estão baseados na generalização, e pouco na singularidade. Por isso esses métodos são falíveis, merecedores de contestação.

Até que ponto as pessoas mais velhas, consideradas dementes, escolheram estar fora do mundo por ser este triste e corruptível para elas? Até que ponto as pessoas mais novas optam pela distração e pelo auto-engano para suportarem um mundo cruel e insatisfatório? Tenho um amigo que sempre diz: "A verdade é ampla". Talvez seja mesmo, mas não gostaria de me enganar, pois ficaria mais vulnerável do que já sou. A ignorância gera fragilidade, deixa-nos suscetível a aceitar opiniões alheias como verdades. Nem tudo o que nos é dito deve ser considerado verdadeiro. Por isso, a importância de testar e investigar tudo, não somente o desconhecido, mas, sobretudo, o conhecido. Caso contrário agiremos sem direção, e isso poderia nos trazer infortúnios.

∾ A verdade dos filósofos

Distinguir o verdadeiro conhecimento da crença individual não é tarefa fácil. Os filósofos estiveram no encalço da verdade durante séculos, deixando-nos uma montanha de argumentações. Por um lado, os absolutistas defendem a idéia de objetividade, raciocínio lógico, veracidade científica. Por outro, os relativistas afirmam inexistir conhecimento absoluto, imparcial, objetividade sem filtros de subjetividade. Para os absolutistas, a verdade é o fato puro, sem maquiagem, totalmente transparente. Para os relativistas, não existe verdade que seja absoluta, só conflito de opiniões diferentes, cada um acredita na sua própria verdade.

Diversos filósofos buscaram compreender a verdade, e suas opiniões divergiram tanto que acabaram por nos deixar encurralados numa dúvida sempiterna. Só para citar alguns filósofos e suas acepções acerca da verdade, temos Protágoras de Abdera (490-420 a.C.), o mais bem-sucedido dos sofistas, cuja crença era de que toda verdade é verdade para um sujeito. Sócrates (470-399 a.C.) assinalava que a verdade é uma conquista pessoal, um processo de amadurecimento que pode ser estimulado interiormente, mas não provocado a partir de fora. A *epoché* cética de Pirro de Elida (365-275 a.C.) dizia que sempre será possível demonstrar o contrário de cada afirmação. Não existe proposição verdadeira sem que tenha proposição contrária. Pirro acreditava na suspensão da opinião e no silêncio para se alcançar tranqüilidade (*ataraxia*). Xenófanes de Cólofon (575-475 a.C.) pregava que as opiniões acerca das coisas eram somente criações humanas, incluindo o próprio conhecimento. A verdade última seria inalcançável. Para ele, o que era denominado verdade não passava de uma "trama de adivinhações". Parmênides (515-450 a.C.), considerado o mais importante filósofo pré-socrático, preconizava a importância de buscar a superioridade do conhecimento verdadeiro, rejeitando a percepção sensível. Ele assinalava que a verdade era a convicção fundamentada em argumentações racionais. Por outro lado, a opinião estava baseada nas sensações e percepções, formando crenças individuais. Ele era categórico em dizer que não se chega à verdade pelo olho, e sim pela razão. Friedrich Nietzsche (1844-1900) parece ter sido o maior vulto da tendência relativista. Ele afirmava não haver fatos, só interpretações. Ludwig Wittgenstein (1889-1951) acreditava ser impossível sair da pele para examinar o mundo de um lado e as próprias convenções por outro. Imergimos em nossos jogos de linguagem para brincar com as elocuções e acabamos por dar sentido de verdade a elas.

As argumentações filosóficas são tantas que nos deixam um punhado de questões: Em que podemos acreditar? Será que viveremos para sempre no pântano da dúvida? Não podemos acreditar em alguém senão em nós mesmos? Seríamos capazes de lograr a verdade sem acreditar em nossas percepções sensíveis? Como distinguir o verdadeiro do falso sem deixar a crença interferir? Seria a verdade somente um jogo de adivinhações? A verdade seria potência de argumentações da linguagem?

Ao mesmo tempo em que ficamos perdidos na ficção, nas fantasias e nas ilusões criadas pelo interesses dos outros, somos instigados a confiar em algo, a ter referências para não sucumbirmos. A mentira lesa, porque ela se destina a prejudicar a nossa apreensão do mundo. Portanto, a peregrinação em busca da verdade se tornou uma missão das mais relevantes. Nunca estivemos emaranhados em tantas teorias acerca de tudo quanto agora. Pelo fato de termos à disposição uma diversidade de conhecimento, se tornou complicado sabermos o caminho pelo qual seguir. Somos esmagados por informações novas a cada instante. O que era verdade ontem passa a ser inverdade hoje, podendo voltar a ser verdadeiro amanhã. Precisamos fazer um malabarismo com tantas novidades, das quais nos exaurimos em perscrutações incertas. Apesar de navegarmos no oceano do conhecimento disponível, nunca foi tão difícil singrar águas tão indefinidas e suspeitas. Haja vista a pilha de manuais com fórmulas que asseveram ensinar como educar os filhos, como se vestir adequadamente, como ter polidez social, como ser bem-sucedido, como ser feliz, como ganhar mais dinheiro, como ser saudável, como evitar o envelhecimento, e assim por diante.

O que talvez as pessoas não saibam, ou não queiram saber, é que a verdade é uma abstração, portanto ela faz parte do mundo das idéias. Sendo assim, a verdade só poderá ser concebida pelo sujeito que a constitui. Não é fácil saber quando a idéia é perniciosa, em razão de interesses de embusteiros cuja intenção é ludibriar os outros. Não temos um sistema imunológico para nos defender contra as ameaças de fraude. De fato, o único instrumento para entender esse mundo conturbado no qual vivemos é produzir idéias sobre as coisas. Se elas não são boas o suficiente, ou mesmo se elas são perigosas, o que nos resta é produzir idéias melhores. É o mesmo que produzir um vírus de computador e ao mesmo tempo produzir a vacina contra ele.

Aceitar algo como racional é aceitar algo que faz sentido. Obviamente, o que faz sentido para um pode não fazer sentido para o outro. Todo significado pertence à instância subjetiva e são dependentes de interesses pessoais. Razão e percepção trabalham juntas, e com elas os próprios interesses. Os sentidos podem nos enganar, e se são eles a nos dar direção, então corremos riscos ao produzir nossas acepções. A solução é ser bons observadores das próprias experiências. Não é só isso, precisamos saber o bastante sobre o que fazemos a fim de alcançarmos os objetivos de modo inteligente.

Ao aceitar a coerência do fato, ele se torna verdadeiro. O fato pertinente é o que é, independentemente do que possamos querer que ele seja. Por exemplo, se eu solicitar para que você segure a sua mão e perguntar qual a mão que toca a outra, você escolherá a resposta mais coerente. Se a sua razão determinar que é a mão direita, pelo fato de ser destro, que está tocando a esquerda, então você reforçará a sensação, prestará mais atenção na mão que toca, aumentando um pouco mais a contração dos músculos da mão direita sobre a esquerda. Você chegará à conclusão simples de que a mão direita toca, enquanto a esquerda é tocada. Contudo, similarmente, não seria um erro se eu dissesse que ambas as mãos são tocadas. Todos os dois fatos são coerentes; portanto, ambos são verdadeiros.

Quando você pergunta a alguém como ele sabe se a cadeira na qual está sentado é real, ele certamente dirá: "Eu percebo a cadeira". Ao perceber, ele confiará na possibilidade real do sentir. Efetivamente, sem os sentidos teríamos outra idéia do mundo. São os sentidos a nos dar referências, e como o nosso sistema sensorial evoluiu de modo semelhante, tentamos trocar as informações com os outros para criar um senso de realidade.

A palavra "percepção" tem origem na palavra latina *perceptio*, que quer dizer "ação de captar", "colheita". Atualmente, alguns neurocientistas demonstram que os nossos sentidos não colhem nada, e o nosso sistema nervoso não considera o dentro e o fora como pensávamos. O ambiente faz parte de nós, somos o próprio meio. Os estados transitórios do ambiente e as atividades neuronais são processos indissociáveis. O organismo cria condições para melhor se adaptar. Por assim dizer, o modo como os objetos se apresentam para nós dependerá do movimento do corpo no espaço. Quando uma idéia se estabelece, ela já foi reprocessada várias vezes, sendo projetada no mundo. Ou seja, nós percebemos somente aquilo que temos para perceber. A percepção não entra em nós. Pelo contrário, ela sai de nós.

Para se ter noção do mundo é necessário construir referências, e são estas a formar o indivíduo, propiciando a ele ser quem ele de fato é. Os sistemas sensoriais são semelhantes, mas a elaboração dos estímulos ocorre de modo totalmente diferente de uma pessoa para outra. Os estímulos são organizados de acordo com a experimentação individual, fomentando o desenvolvimento de juízos sensatos acerca do mundo.

❧ O cético e os mercadores do elixir antienvelhecimento

Ser cético não é ser implicante, rabugento, colocar defeito em tudo. Ser cético é ser alguém cuja pretensão é avaliar as evidências antes de acreditar nelas. Se acreditarmos em tudo o que nos dizem, ficaremos confusos, à mercê das opiniões alheias, desorientados e incoerentes. As pessoas detestam a ambigüidade, por isso querem logo acabar com o problema, acreditando em qualquer coisa, mesmo que seja inverídico. O que elas pretendem é preencher as lacunas de seus interesses pessoais. Querer acreditar em alguma coisa não a torna verdadeira. Muitos querem fundamentar suas crenças e, ao se depararem com assuntos de natureza inquietante, procuram encontrar saídas mais satisfatórias porém nem sempre verdadeiras.

A maioria das pessoas teme envelhecer e morrer e nega a velhice porque possui a concepção equivocada de que ser velho é ser doente e insignificante. Desde tempos imemoriais, a recusa do envelhecimento e da morte sustentou e continua a sustentar os mercadores de elixires antienvelhecimento. Muitos querem acreditar nesses mercadores a fim de justificar suas crenças, pensando ser possível evitar o envelhecimento tomando uma simples pílulas colorida ou se submetendo a procedimentos técnicos contestáveis. Na história da humanidade existem diversos relatos interessantes sobre técnicas para evitar o envelhecimento, como no papiro egípcio intitulado *O livro para transformar um velho em um jovem de vinte anos.* Talvez esse seja o registro mais antigo (1600 a.C.). No livro encontra-se a receita de um ungüento que diz ter sido eficaz inúmeras vezes.

Se você quer a receita do ungüento, sinto dizer que não a tenho. Mas, se você quiser encontrar receitas antienvelhecimento não será difícil, é só ir à livraria mais próxima. Lá encontrará uma prateleira cheia de livros que tratam o tema. Por que as pessoas mentem, que nem sentem? Porque é lucrativo. Quando alguém mente, e repete a mentira várias vezes, acaba por acreditar nela. Nosso cérebro possui uma capacidade exuberante de plasticidade, se adequando a situações por ele criadas. Em cada construção e reconstrução sucessiva de fatos, mais distantes ficamos da verdade.

❧ Não acredite em tudo o que você lê ou ouve. É melhor pensar por si mesmo.

Ao desrespeitar a distinção entre verdadeiro e falso a racionalidade perde o valor, para entrar em cena a racionalização. Racionalidade é o diálogo entre o "eu" que cria estruturas coerentes para aplicá-las ao mundo, estabelecendo um entendimento com ele. Quando as coisas do mundo não estão de acordo com essas estruturas, não pressupõe um erro, e sim um limite. Os limites se tornam desafios a sinalizar a necessidade de revisar e flexibilizar conceitos para a mudança. A racionalização, por outro lado, rejeita os limites, resiste às mudanças. Na racionalização são criadas justificativas ideológicas para sustentar uma crença, mesmo que elas não tenham nenhuma fundamentação.

A fronteira que separa uma da outra é tênue. Muitas vezes caímos no abismo do embuste com facilidade. As informações são tantas que se torna cada vez mais difícil estimar o certo do errado. Com o avanço da Internet, na qual cada um escreve o que pensa, muitas vezes, sem o compromisso com a ética e a verdade, podemos ser ludibriados a crer em algo totalmente sem sentido. É o caso de propagandas enganosas, com interesses apenas em vender determinado produto. Por exemplo, sabemos que o envelhecimento não é doença, portanto não é

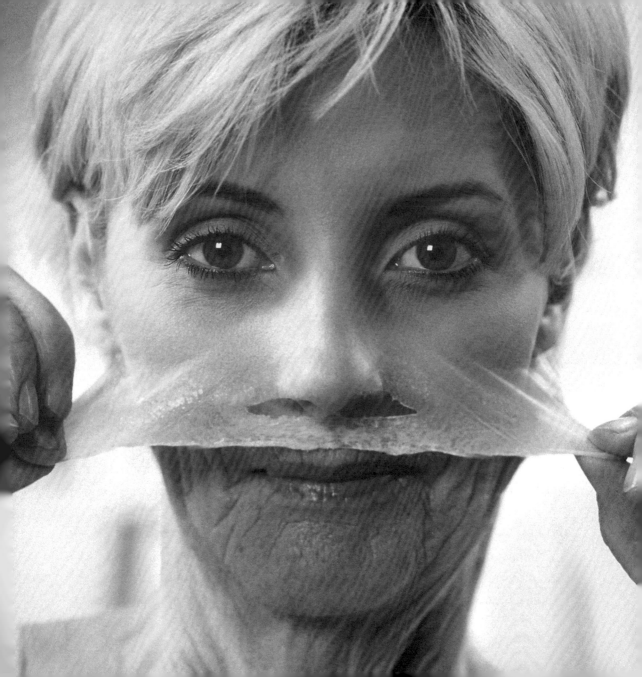

correto pensar em terapia para um processo natural. Então, por que existem tantos sites na Internet propondo inúmeros tratamentos? Outra questão a se pensar: Se a ciência (e não a pseudociência) continua desconhecendo como e por que envelhecemos – existem diversas teorias, todas com validações incompletas –, como poderiam haver técnicas fidedignas para parar o envelhecimento?

As terapias antienvelhecimento parecem se fortalecer cada vez mais, mesmo sem eficácia comprovada. Por que as pessoas confiam tanto nesses procedimentos? Como bem dizia Bertrand Russel: "O homem é um animal crédulo e precisa acreditar em algo; na ausência de bons fundamentos para a sua crença, ele se satisfará com os maus".

Lembro-me de participar de um programa de televisão no qual havia um médico defendendo a terapia antienvelhecimento por meio da procaína. A técnica havia sido desenvolvida pela falecida médica romena Ana Aslan. Em 1951, ela havia descoberto o Gerovital H3, um composto de procaína, ácido benzóico e metabisulfato de potássio. Ela alegava que o produto não só propiciava notável melhora na saúde, como também retardava o envelhecimento. Obviamente as vendas do produto decolaram, e ela se tornou mundialmente conhecida. Atualmente se sabe que a maior parte dos indícios não era documentado, era inadvertidamente controlado, e se baseava principalmente nas respostas subjetivas de quem fazia uso do produto. Estudos produzidos nos EUA e no Reino Unido sobre a eficácia do Gerovital H3 não foram conclusivos, e o FDA americano não aprovou o produto, embora até hoje ele seja encontrado em diversos países.

Ao terminar a gravação do programa, encontrei-me com uma amiga, psicóloga, quarenta anos de idade. Ela estava efusiva com a entrevista do médico. Queria o telefone dele para marcar uma consulta para ela e para a mãe. Ela nem sequer disse algo sobre a minha fala. Sem dúvida nenhuma a minha participação foi bem menos interessante, pois eu não tinha nada palpável a oferecer. As pessoas, de modo geral, não buscam a reflexão, porque isso não se compra em farmácias. Tentei persuadi-la em desistir da idéia, mas foi em vão. Ela marcou a consulta, e lá foram as duas, mãe e filha. Pagaram uma pequena fortuna e não sentiram nada de diferente.

Atravessamos a era da estética sem ética, portanto não é de se estranhar o medo de envelhecer. As pessoas procuram de tudo para impedir o processo, com receio de ficarem velhas, feias e infelizes. Enquanto isso, os *slogans* publicitários aproveitam para nos abarrotar com mensagens de que o importante é ser feliz, bonito e jovem.

Uma vez que nascemos munidos de razão, devemos usá-la com perseverança para questionar tudo. Se assim fizermos, as informações interesseiras, tendenciosas e perigosas que trafegam por aí não serão relevantes para nós. Temos de pensar no ditado: "O que cai na rede é peixe". É necessária muita cautela quando estivermos na Internet, pois nem tudo o que cai na rede é fato. O âmbito virtual se torna espaço democratizado, e, por isso, é mais difícil saber quem avalia o que, e o que é merecedor de credibilidade. Rendo-me ao conselho de Francis Bacon: "Devemos suspeitar de qualquer coisa".

No mundo virtual, a imagem se tornou digna de desconfiança. Com o avanço tecnológico todo corpo pode ser perfeito. As fotografias são manipuladas por *softwares* que permitem arrumar qualquer resquício de imperfeição. Eis que surge um novo conceito na rede: "Para adquirir juventude e beleza basta fazer um *upgrade* do corpo". Isso é verdade apenas para o corpo virtual, e não para os nossos corpos de carne e osso.

As falsas crenças fatalmente pioram a nossa vida. O erro é a bruma a obscurecer o caminho, deixando-nos sem direção, e a maior derrota que podemos vivenciar é ficarmos à mercê de nossas próprias fantasias, persistindo na vereda da ilusão. Ao fugirmos de nossa verdade, ficamos sujeitos às opiniões inapropriadas dos outros. Opiniões estas que reforçam o auto-engano. A desilusão tarda, mas não deixa de vir.

Cada um de nós deve construir referências bem fundamentadas, a fim de obter respaldos confiáveis. Não podemos crer naquilo que os outros simplesmente nos dizem para crer. O ceticismo deve ser encarado como um método, e não como uma postura. É melhor confiar na incerteza da vida e tolerar a incapacidade de conhecer tudo, do que nos ocuparmos com as crenças infundadas das terapias antienvelhecimento. Sem questionar, sem refletir sistematicamente, cairemos na armadilha da identidade social do velho, e ficaremos suscetíveis a gastar muito tempo e dinheiro para evitar o inevitável. Quando deixamos de ser nós mesmos para ser um modelo virtual de perfeição, perdemos de vista o nosso processo de transformação. Envelhecer é o caminho, e não o fim. Estamos, sim, mais velhos em cada descoberta, e por sermos mais velhos temos mais chances de compreender melhor a vida.

Será que ele é?

Joaquim Silvério, filho de português e dono de padaria, havia sido internado na ala psiquiátrica de um grande hospital por afirmar veemente ser Fernando Pessoa, o famoso poeta português. Os psiquiatras estavam intrigados, pois o homem apresentava fisionomia e comportamento parecidos, inclusive tinha um discurso bastante coerente com as palavras do poeta. Exibia com argúcia detalhes de passagens históricas do escritor morto em 1935. Andava de um lado a outro declamando poesias. Repetia insistentemente um trecho da obra de Fernando Pessoa:

Neste instante,
Que pode o derradeiro
Ser de quem finjo ser?

Para solucionarem o problema, resolveram submeter Joaquim ao Polígrafo. Um instrumento que registra mudanças nas batidas do coração, na pressão arterial e na respiração quando a pessoa mente. Um especialista treinado foi contratado para constatar se Joaquim Silvério era ou não um mentiroso. Tudo pronto. O especialista pergunta se ele realmente era quem dizia ser. Calmamente, o homem diz ser Joaquim Silvério, filho de português e dono de padaria.

Para surpresa de todos, o polígrafo acusava que ele estava mentindo.

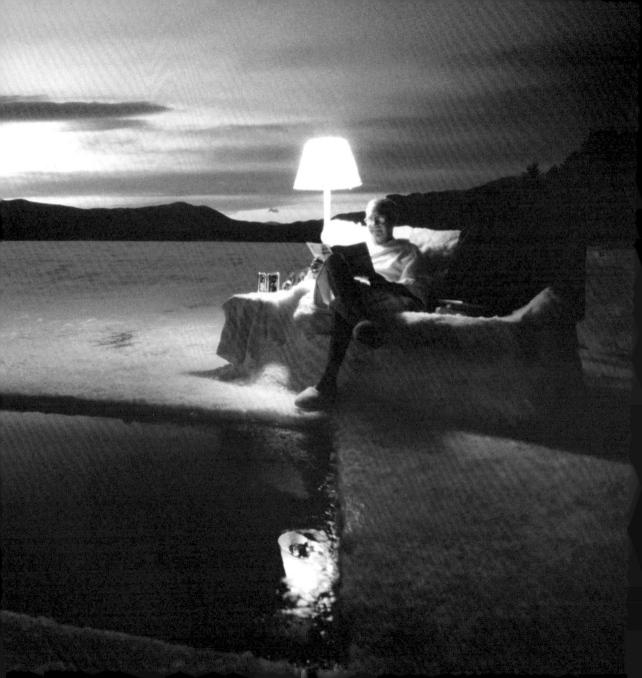

CAPÍTULO IV | Restou algo para acreditar?

> ... é nosso mundo. Melhor dizendo, é o que alguns
> gostariam que fosse, um mundo sem ser, sem
> realidade, sem verdade, um mundo sem
> consistência, um mundo virtual, repitamos em que
> só haveria signos e trocas, simulacros e mercadores,
> um mundo para rir, como um jogo do espírito...
>
> André Comte-Sponville

Resta-nos apenas a opção de acreditar em algo relevante. Isso poderia parecer libertador, porque toda pessoa anseia a livre expressão de sua verdade. Porém, ao estarmos livres para crer no que bem desejamos, acabamos por cair no pântano da ambigüidade. A filosofia, principalmente, adora nos fazer duvidar daquilo que achávamos ser até então verdadeiro. Acreditar não é o mesmo que ter certezas. Para que algo seja efetivo não basta adquirir conhecimento, é preciso aprender a transcender os dogmas e livrar-se dos grilhões da informação, separando o joio do trigo. Um argumento perspicaz pode ser uma inverdade, mas se ele se mostrar adequado, coerente com as satisfações pessoais, ele passa a ser considerado verdadeiro. A concepção de verdade sobre alguma coisa é baseada nas convicções do interlocutor, e não do orador. São os interesses individuais a dar a palavra final.

Imagine um copo com água pela metade, eu pergunto se o copo está cheio, e você me responde que ele está quase cheio, e eu posso dizer que não, que ele está quase vazio. Posso usar as melhores argumentações, mesmo assim você vai discordar. Após algumas incursões lógicas, podemos chegar à conclusão de que ambos estavam certos. Pronto, ficamos aliviados, pois o consenso costuma trazer conforto.

Muitos relutam em expressar argumentações contraditórias, mesmo que tenham provas suficientes para sustentar suas opiniões. As pessoas possuem receio de provocar desapontamento e mal-estar. Percebo, em bancas de monografia, professores com dificuldades em discordar das idéias do aluno. Muitas vezes se sentem inibidos pelo público, a maioria constituída por amigos e familiares do candidato.

∾ Cuidado, você perderá tudo!

Freqüentemente sou convidado a avaliar trabalhos de conclusão de curso. Após alguns anos como orientador, e avaliando textos na área do envelhecimento, sinto-me apto em discorrer sobre os equívocos mais comuns dos candidatos. Primeiro, os alunos têm acesso às informações disponíveis na Internet, em sites pouco confiáveis. Eles afirmam que as pesquisas são vigentes, porém normalmente o denominado atual não é tão atual assim. Segundo, a maioria dos alunos não vai aos livros contemporâneos por não saberem da existência deles, seja pela dificuldade em obtê-los ou pela incapacidade de ler em outras línguas – há ainda poucas pesquisas feitas em nosso país. Terceiro, e pior de tudo, percebo que a maioria realiza o trabalho para simplesmente obter o certificado. Grande parte deles não está interessada na verdade, mas em cumprir exigências para se livrar do fastidioso curso.

Terminei de ler uma monografia na qual a aluna tratava conceitos sobre o envelhecimento biológico pelo viés mecanicista. Nela estavam contidas fontes desconhecidas, outras antigas e opiniões de autores cujos interesses estavam mais em vender fórmulas antienvelhecimento. Alguns sites da Internet, que vendem produtos que afirmam prevenir, reduzir e até parar o processo de envelhecer, costumam se basear especificamente em uma teoria sobre o envelhecimento biológico e lançar uma substância que tenha uma ação contrária à teoria. A indústria antienvelhecimento usa um raciocínio simples. Por exemplo, se a teoria dos radicais livres é uma das teorias aceitas, mesmo que ainda incompletamente comprovada, e as vitaminas C e E e alguns minerais são capazes de eliminar os radicais livres, conclui-se então que a ingestão continuada de comprimidos e alimentos contendo essas vitaminas ajudará na "prevenção" do envelhecimento. O problema é que temos muitas outras teorias, e, só para citar algumas mais preconizadas hoje em dia, temos a glicação (caramelização), o encurtamento dos telômeros, a teoria da exaustão celular, o acúmulo de resíduos, a diminuição das defesas imunológicas, dos erros e reparos dos marcadores genéticos, e por aí vai. São tantas teorias que ficamos indecisos em qual apostar, e se as substâncias antienvelhecimento são usadas apenas para uma das teorias, então podemos supor que sempre faltará outra maneira para dar cabo do envelhecimento. Partindo desse ponto de vista, teríamos de fazer uso de tantas fórmulas que não faríamos outra coisa senão ficar tentando acertar o alvo, sem sucesso.

Voltando à questão da monografia da aluna, outro problema grave é a perpetuação do conhecimento inverossímil, o que acaba por contribuir para crenças falsas sobre o envelhecimento biológico, sem falar na consolidação de idéias angustiantes sobre a velhice.

Fiquei perplexo com os comentários da aluna após questioná-la. Se a sua monografia é sobre doença na velhice, por que a relacionou com o envelhecimento biológico? Já reparei que as pessoas, ao discutir o envelhecimento, direcionam o tema para doenças e limitações.

Segundo a aluna, ela não queria escrever sobre aquelas hipóteses, porque não acreditava nelas, mas foi imposição do professor orientador. Infelizmente, continuamos a viver a ditadura do conhecimento. Para alguns professores, é importante justificar o trabalho do profissional. Lembro-me de uma professora que dizia: "Quando existe um problema, surge um profissional para tratá-lo. Uma vez que o profissional aparece, o problema não acaba nunca". Na banca havia mais um professor avaliador; ele achou o trabalho ótimo, dando nota dez. Eu disse que o trabalho tinha tudo aquilo que eu não acreditava ser verdadeiro baseado nas novas pesquisas e dei nota cinco.

∾ Máquinas enferrujam, enquanto o corpo envelhece.

Em diversos trabalhos, científicos ou não, a idéia de que envelhecemos em direção à deficiência é bastante comum, porém isso não é verdadeiro. A aluna desfiou um rosário de perdas e dificuldades ao se referir às mudanças em decorrência do envelhecimento. Alguns pontos da monografia para que possamos fazer contrapontos:

- *A relação com o mundo é assinalada por dificuldades adaptativas, seja na performance ocupacional e social, seja na dificuldade de aceitação do novo;*

Os velhos não são os únicos a rejeitarem a novidade, muitos jovens também fazem isso. Essas pessoas são denominadas neofóbicas. A neofobia é a recusa ao progresso, em experimentar novas tecnologias, novos sabores, novos relacionamentos pessoais, etc. A aceitação da novidade é definida pela flexibilização individual. Muitos se adaptam melhor na velhice do que na juventude. Portanto, a questão está mais relacionada ao caráter pessoal do que a velhice em si. Nem todos aceitam mudar de opinião, insistem teimosamente em manter as coisas como são. Sendo assim, as opções se tornam restritas, e a dificuldade em adaptar-se se torna mais marcante. Obviamente, mudar crenças requer amadurecimento, e nem todos conseguem, mesmo sendo mais velhos.

- *O envelhecimento é causado por perdas funcionais progressivas dos órgãos e do organismo como um todo;*

Duas palavras extremamente incômodas encontradas no envelhecimento humano: "função" e "perda". Considero essas acepções um fardo deveras pesado para todos nós. Elas não são verdadeiras. Primeiro, as máquinas são construídas, enquanto gente nasce. A palavra "função" está relacionada às máquinas, o humano não pode funcionar porque não nasceu com manual de instruções. Desde o séc. XVII, nós carregamos esse peso nas costas. Por que as pessoas continuam a usar essa terminologia? Porque entender o humano pelo viés da máquina é muito mais simples. A ciência é interessante, mas em se tratando de gente, ela costuma vacilar. Segundo, as perdas são observadas nas máquinas desgastadas pelo uso. No humano, ao contrário, quanto mais ele tem a capacidade de experimentação, mais hábil se torna. Atualmente, sabe-se que o grande vilão da história é o desuso. O corpo se adapta melhor às circunstâncias quando ele pode experimentá-las livremente. Aquilo que não é experimentado deixa de ter razão em existir, então desaparece. Por que preciso de pernas, se não tenho para onde ir? Essa situação é muito comum entre as pessoas mais

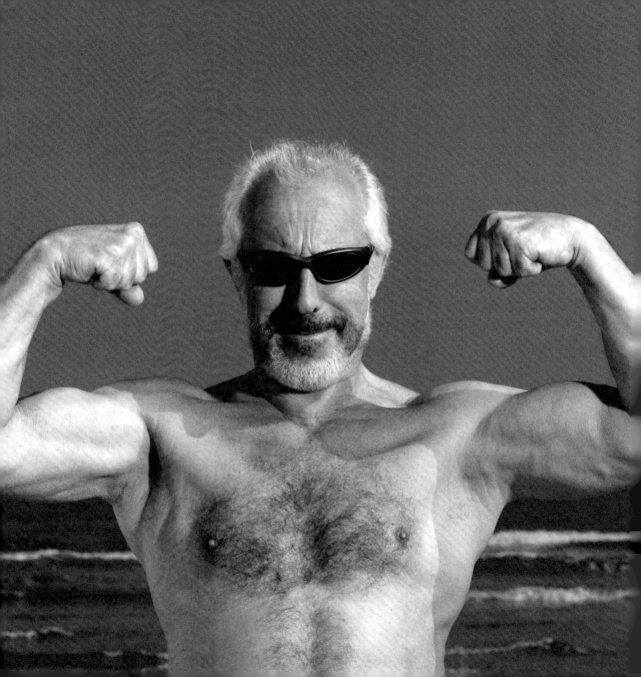

velhas. Elas deixam de ter motivação porque, não raro, a família não dá chances para elas experimentarem. Quantas vezes eu verifiquei, e continuo a verificar, ao atender pessoas mais velhas que moram na casa de seus filhos, que elas não têm acesso à geladeira para beber água, porque a nora ou o genro, ou mesmo a filha ou o filho, não permitem? A pessoa se acha generosa ao ser solícita às necessidades dos mais velhos, porém o que ela faz mesmo é contribuir para o desuso, o que propiciará a olhos vistos uma cascata de problemas físicos como fraqueza muscular, rigidez articular, incoordenação ao andar, instabilidade postural, e assim por diante. Essa situação freqüente é denominada de "isolamento protetor".

• *As habilidades, a memória e a força muscular tendem a diminuir com a idade;*

As habilidades diminuem quando as ofertas são menores. Se não tivermos espaços para expressar nossas habilidades elas diminuirão efetivamente. De modo inverso, ao ter oportunidade de ação, a pessoa fortalece não apenas os músculos como também a memória. Ninguém esquece grandes descobertas.

A natureza é inteligente. Ela não nos retira nada, e sim nos auxilia na modificação de padrões, de acordo com as nossas necessidades.

• *O sistema respiratório e músculo-esquelético começam a decair funcionalmente já a partir dos 30 anos;*

Como vimos, a mudança ocorre em todas as idades. Não faz sentido dizer que na idade tal ocorre isso ou aquilo. A idade é apenas um lembrete numérico. O envelhecimento ocorre de modo diferente para pessoas diferentes. Não sabemos a idade de nossos órgãos, pois não foi possível medi-la. Portanto, não existe idade fixa para um órgão começar a sofrer declínio. Se tal assertiva fosse correta, nunca veríamos um velho escalar o Everest, como assistimos em 2007 o japonês Katsusuke Yanagisawa, de 71 anos de idade, conquistar o título de homem mais velho a escalar a montanha de 8.849m da cordilheira do Himalaia. Alguns poderiam tentar justificar a façanha de Yanagisawa, afirmando que os homens são mais fortes, e, portanto, o declínio da idade seria diferente entre as mulheres. Mas não seria verdadeiro atestar isso. Os japoneses também detêm o recorde da mulher mais velha no Everest: Tamae Watanabe conquistou esse título, em 2002, aos 63 anos.

- *Envelhecer é um processo que atinge o corpo todo, reduzindo aos poucos sua função, até se tornar senil;*

Existe aqui um enorme equívoco, porque nem todos adoecerão na velhice. Senilidade é doença. A palavra se diferencia do termo "senescência", cuja definição é "processo de envelhecer". Verificamos uma confusão de termos, o que traz à tona a idéia de velhice como sinônimo de doença.

- *Degeneração articular com presença de calcificação, diminuição da vascularização da cartilagem. Essas alterações geram desestabilização biomecânica da marcha e desajustes da mobilidade articular;*

Obviamente, ao envelhecer as articulações alteram-se. Porém, isso não quer dizer que elas sofrerão desestabilização biomecânica. Na expressão está implícita a idéia do corpo-máquina. A nomenclatura correta seria biodinâmica, pois os sistemas orgânicos são flutuantes e estão em constante dinamismo. As articulações necessitam de flexibilidade, não somente no que se refere à flexibilização de movimentos corporais como também na flexibilização de nossos conceitos.

Pela perspectiva mecanicista, isso não teria qualquer sentido, porque o corpo é entendido como dissociado da mente. A biologia holística parte do princípio de que o humano é totalidade, não havendo dicotomia.

Por essa perspectiva aceitamos o seguinte axioma: o indivíduo que flexibiliza os próprios conceitos sempre tem mais chances de seguir em frente, usando as próprias pernas. Isso não é só uma acepção de nosso linguajar. Somos seres fundamentados na linguagem, portanto, ela é psicossomática e se encontra incorporada em nós.

- *A perda da força muscular gera aumento da cifose, levando a dificuldades na realização de atividades funcionais;*

Antigamente a cifose era conhecida como "corcunda de viúva", pelo fato de ser encontrada comumente em mulheres deprimidas após perderem os maridos. Em diversos trabalhos científicos contemporâneos sobre o envelhecimento muscular, os pesquisadores conseguiram dados de extrema relevância. Segundo as pesquisas, os músculos responsáveis pela sustentação postural não sofrem mudanças significativas para justificar a cifose. Se não sofrem mudanças, como então justificar a cifose na velhice? Sabemos que os músculos tônicos posturais estão relacionados às atitudes psicossociais dos indivíduos. A pessoa deprimida costuma ter olhar distante, direcionado para baixo, enquanto mantém os ombros para frente, como se quisesse esconder o sofrimento do coração. É comum a sensação de aperto no peito como expressão da angústia. A etimologia latina da palavra "angústia" vem de *angustus*, que quer dizer estreitar, apertar. Independentemente da idade cronológica, o corpo sempre buscará expressar suas emoções.

- *A diminuição dos neurotransmissores cerebrais é uma das alterações mais importantes decorrentes do processo de envelhecimento que interferem na função motora e cognitiva;*

A neuroplasticidade do cérebro nunca foi tão estudada, e em nossos dias aprendemos a conceber o cérebro de modo totalmente diferente. Acreditava-se que, no cérebro adulto, a célula nervosa não nasceria novamente. Havia a hipótese de que, após os trinta anos de idade, por dia morriam cerca de 100 mil neurônios. Baseado nisso, achava-se que o esquecimento dos mais velhos era em decorrência de perda maciça de neurônios. Atualmente, com o conhecimento da neurogênese, sabe-se que não é bem assim. Não é correto afirmar que todas as pessoas mais velhas sofrerão perdas cognitivas só porque envelhecem. O esquecimento, na ausência de doença, pode ser explicado pela dificuldade de se ter foco. As pessoas mais velhas, e também as mais novas, desinteressadas, apresentam dificuldade em manter a atenção. Muitas vezes em decorrência de distúrbios de ansiedade e depressão. A atenção é seletiva. Se não houver interesse numa determinada situação, não fará sentido o cérebro memorizá-la. Efetivamente, os neurotransmissores diminuem ou aumentam com as experimentações, se não houver curiosidade em apreender as novidades que o mundo oferece, não será preciso neurotransmissores para facilitar a ação de descoberta. O cérebro é como um músculo, ele precisa ser exercitado para se aprimorar.

- *Alterações sensoriais distais influenciarão no desempenho motor do idoso e do equilíbrio.*

Somente os covardes coíbem o sentir. Ao evitar a dor, evita-se também o prazer. Quem encara a vida com coragem, mesmo em situações penosas, alcançará a experiência do sentir e conquistará o mundo. Descobrirá que o mundo nunca esteve fora. Como bem escreveu Marcel Proust: "A verdadeira viagem de descoberta consiste, não em buscar novas paisagens, mas em ver com novos olhos". Muitas pessoas relutam em testar novas situações com receio de descobrirem algo para se avaliar. Mais uma vez, a angústia da mudança é fato. Muitos velhos não querem sentir, porque significaria ter de agir, enfrentar o mundo. Por isso, não raro, ficam à espera de nada acontecer.

Somente se chega ao ápice de si mesmo com disciplina e coragem. Renunciar ao mundo é rejeitar a si mesmo. Optar pelos atalhos é recusar andar com as próprias pernas, ficando suscetível às opiniões alheias. Maturidade significa ser responsável por si mesmo. Sentir, no entanto, é aceitar vividamente os desafios e as descobertas, sem desassossego. Ao estar aberto, simplesmente deixando ser o que deve ser, vir o que deve vir, o equilíbrio dinâmico poderá ser alcançado.

Pela visão mecanicista e, sobretudo, pessimista, o velho é um grande perdedor. Pela visão holística, ele seria um verdadeiro poeta (poesia = *poiesis* = criação), criador de si mesmo, inclusive de seus próprios limites. Então, faça a sua escolha.

A epopéia de Aquilino

O jovem Aquilino tinha o desígnio de buscar a verdade e a honra. Seu questionamento: "Como ser um homem honrado em meio a tanta inverdade?". Queria encontrar a chama da sabedoria, para dissipar as sombras da dúvida.

Preparou-se para a aventura; montado em seu cavalo adentrou a floresta em busca do fogo libertador. A escuridão o cegava, e o cavalo se cansara de tanto ter de adivinhar o caminho.

Resolveu parar para o merecido repouso. No domínio da noite não teria chance de continuar.

Assim adormeceu, e teve a recompensa do descanso.

Ao primeiro sinal da claridade do dia, levantou-se e fez a montaria. Percorreu horas até se deparar com um gigantesco umbral de pedra. Cautelosamente atravessou o umbral, e as ninfas da floresta vieram ao encontro dele. Elas dançavam, seduzindo-o com gestos ritmados e beleza complacente. Ele, incrédulo e prudente, continuou mantendo o cavalo em marcha.

Logo à frente, avistou a grande deusa, que o saudava. Ela proferiu:

"Os jovens buscam o abismo do risco,
Com coração valente e imaginação fecunda.

Porém, as opiniões dos homens não convêm lembrar.
Na estrada da fé, não existe cruzamento.
Tu terás de atravessar a ti mesmo, como o punhal a perfurar a carne,
Caso contrário nada aprenderás."

Aquilino não compreendeu e se afastou em pensamento. A pertinácia era a sua espada, a razão o seu escudo. Ele perguntou à deusa: "Pelo poder de minha razão, posso alcançar a verdade e a honra?".

A deusa balançou a cabeça em negativa e disse: "De todos os caminhos a percorrer somente um te levará à verdade e a honra".

Em um ímpeto de empolgação, ele a interrompeu: "E qual é o caminho?".

O silêncio imperou até se ouvir o nobre soprar do vento. A deusa retomou:

"Se queres conhecer terá de ser pelo centro.
Na indecisão nada se vê,
Tudo se sobrepõe.
Somente os corações afortunados pelo silêncio
Poderão encontrar a verdade e ser honrados."

Aquilino subitamente argüiu:

"Mas e a palavra como diálogo,
E os olhos e ouvidos como testemunhas?"

A deusa retirou a tocha por trás do trono e ofereceu a ele, dizendo:

"A palavra é perecível,
Os olhos são solitários,
E os ouvidos ingênuos.
Ao pensar, o intrépido cavalheiro perde a meta,
A lança cai por terra e o escudo fenece.
O pensamento reverbera em ilusões.
Tu ainda és muitos, repleto de opiniões incrustadas."

Ela continuou:

"Tu ainda não és o que deverás ser.
O fluxo existe nos regatos do instante.
A verdadeira visão da compreensão é ulterior,
Como seta certeira a encontrar o fim.
Lá, as amarras serão afrouxadas, e os sentidos, amenizados.
Viverás somente em uma instância, a tua própria.
Sem divisão, sem dúvida, sem regateio."

"Então serei honrado?", Aquilino perguntou tranqüilamente.
A deusa se levantou num gesto simples e finalizou:

"Quando conseguires ser nem maior, que impeça de seres tu mesmo,
Nem menor, que interfira em tua plenitude,
Compreenderás o ser inacabado que és.

Viverás em calmaria e apto à transcendência.
A honra do homem irrompe nele mesmo,
Nada é o que se julga ser.
Portanto, pequeno e grande cavalheiro,
Tu terás de seguir o insondável ocaso para vislumbrar o mesmo no mesmo,
E ficar, sem parar, sem partir.
Na permanência da Fé."

Aquilino agradeceu, inclinou o corpo em reverência e saiu em silêncio...

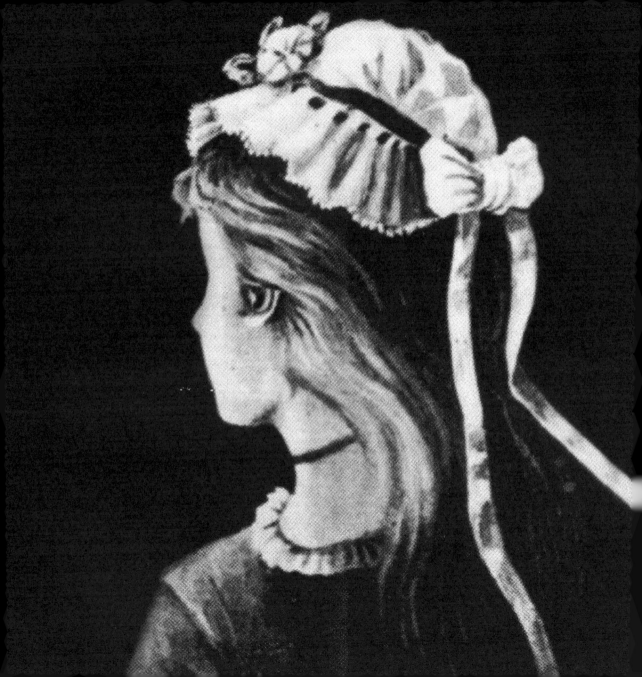

CAPÍTULO V | Viver no mundo da ambigüidade

Vivemos num mundo de ambigüidades; portanto, a dúvida sempre nos assombrará, e sendo assim estaremos enfrentando perpetuamente a questão da perspectiva, indicando a idéia da natureza parcial de nossas verdades. Sempre existirá algo mais a ser dito, porque em cada ponto de vista haverá interesses e categorias normativas a serem respeitadas.

Como podemos observar na figura ambígua da página anterior, para alguns o desenho mostra apenas uma mulher nova, para outros uma mulher velha. Quando observamos mais de perto percebemos que a figura é uma só, demonstrando duas realidades diferentes.

Em 1983, Steve McCurry, fotógrafo da revista *National Geographic*, cobria a invasão dos rebeldes no Afeganistão, quando encontrou a menina afegã Sharbat Gula, de 12 anos de idade, no campo de refugiados na fronteira do Afeganistão com o Paquistão. Fotografou a menina, e a imagem dos olhos penetrantes de medo dela ficou conhecida mundialmente. Muitos consideraram a fotografia como a Monalisa moderna. A imagem se tornou o ponto alto na carreira de

Steve. Muitas perguntas sobre quem era a garota, qual o nome dela, se ainda estava viva, fez Steve decidir retornar em busca de informação. Dezessete anos já haviam se passado, e por isso ele teve de ser persistente. Finalmente, ele descobre o paradeiro da menina; encontrou-a casada e mãe de três meninas. Steve escreveu: "A pele sofreu a ação do tempo, havia rugas agora, mas ela continua extraordinária como aquela garotinha anos atrás".

Abaixo são mostradas as duas fotografias de Sharbat Gula, em épocas diferentes. Na imagem percebemos que elas são as mesmas, ao mesmo tempo em que são diferentes. Mas se elas são a mesma pessoa, por que são tão diferentes entre si? Porque o envelhecimento determina mudanças ininterruptas, assegura a diversidade na unidade. O envelhecimento é um oximoro, pois nos faz ser diferente, sendo nós mesmos. As pessoas não querem aceitar o processo de envelhecer porque elas não se sentem diferentes, apesar de assim ser. A mudança pode se tornar mais visível pelo ponto de vista do outro.

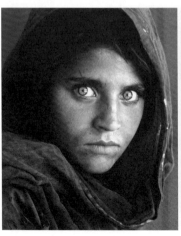 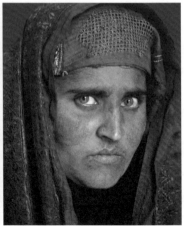

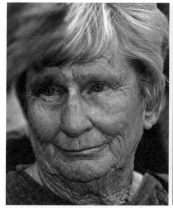 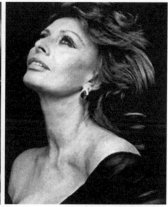

Qual das duas mulheres das imagens acima é a mais velha? Você poderia dizer que a mulher do lado esquerdo é a mais velha, baseando-se na aparência. Porém, a mulher da esquerda não é a mais velha. A questão não é somente comparativa. Se a palavra "velha" possui atributos que combinam com a aparência física, então é compreensível dizer que ela é menos velha. Se disséssemos que ela é mais nova, talvez a aparência não combinasse com a palavra "nova". Os dois exemplos estão corretos. Portanto, a verdade não deixa de ser verdade só porque é dita de modo diferente.

Seria uma falácia dizer que somos mais jovens só porque agora nós estamos nos sentindo melhor, porque encontramos outra maneira de ser, estamos mais felizes, porque casamos novamente, entre outras justificativas. Nada fará com que retornemos à juventude. O envelhecimento é um processo inerente a todos, embora ocorra de modo diferente para pessoas diferentes. Cada órgão do corpo tem o seu próprio tempo de envelhecer, como se fosse uma relojoaria, na qual cada relógio marca uma hora diferente do outro. A biologia sistêmica mostra que não há duas pessoas idênticas, mesmo sendo gêmeos univitelinos. Todos envelhecem a seu modo, em seu próprio tempo.

A variabilidade humana é um fato, por isso a biologia do envelhecimento é dependente de múltiplos fatores. Assim sendo, só faz sentido comparar o envelhecimento de uma mesma pessoa em épocas diferentes. O que não faz sentido é comparar pessoas diferentes, mesmo com idade cronológica igual.

Cada um envelhece no próprio tempo, enfrenta desafios diferentes. Ao comparar uma imagem com a outra podemos dizer que uma parece ser mais velha do que a outra. Se não temos como medir a idade biológica das duas, e a única maneira de saber que elas possuem a mesma idade seria pelo registro de nascimento, então como podemos afirmar que há diferenças? A principal diferença entre ambas está nas rugas e na maquiagem, como também na qualidade da fotografia. Assim sendo, está no ponto de vista de quem avalia as imagens. Cada pessoa tem interesse e se fundamenta em categorias para reforçar a sua própria análise, mesmo que ela não seja verdadeira. Seria inadvertido dizer que a mulher da esquerda é mais velha só porque tem rugas. Nesse caso, só podemos determinar se uma é mais velha do que a outra apenas pelo achismo, ou seja, por estruturas de pensamento determinado pelo aspecto sociocultural.

As imagens mostradas são de pessoas com histórias e situações diferentes, e, sobretudo, as fotografias foram feitas em circunstancias totalmente diversas. A mulher da esquerda é Betty Perry, uma americana de 70 anos que foi presa depois de ser multada por não conservar o jardim de sua casa, na cidade de Orem, em Utah (EUA). Ao se recusar a dizer seu nome, ela recebeu voz de prisão e foi derrubada no chão pelos policiais. Todos conhecem a mulher da direita, Sophia Loren. Com 72 anos de idade, ela foi capa da tão esperada edição de 2007 do Calendário Pirelli.

Se a identidade de uma pessoa é determinada pelos atributos sociais que ela demonstra, então a identificação se baseará naquilo que acreditamos ser bom ou ruim. Isto é, estabelecemos normas da idade baseadas em valores. O envelhecimento individual é do jeito que ele é. Não faz sentido determinar se uma pessoa é mais velha do que a outra somente pela aparência. Se assim fizermos cairemos na armadilha da ilusão ótica. Como no exemplo anterior, podemos afirmar que a mulher mais velha é a mulher da direita, e não da esquerda, como muitos puderam pensar.

∾ Idades ilusórias

Com o avanço das técnicas que trabalham as imagens, podemos modificar qualquer fotografia, como pode ser visto na página seguinte, em que foi feita uma manipulação da imagem de Marylin Monroe. Caso acreditássemos meramente nas aparências, poderíamos dizer que se Marylin tivesse envelhecido, e não morrido jovem, ela se pareceria atualmente com Margareth Tatcher. Ou mesmo que Marylin Monroe não morreu, ela é de fato a própria Margareth Tathcher. Evidentemente isso é somente um jogo de imagens, como a Monga – mulher que se transforma em gorila produzido por efeito de luz e espelhos – dos parques de diversão.

Se os nossos sentidos são enganados, porque assim queremos, imagine então nossas confabulações acerca do certo e do errado?

Se quisermos a verdade sobre o envelhecimento, e sabemos que todas as teorias são suposições, sem uma comprovação definitiva, por que as pessoas ainda acreditam na indústria cosmética? Porque faz bem a elas acreditarem nisso. O marketing dessas indústrias funciona da seguinte maneira: elas escolhem uma

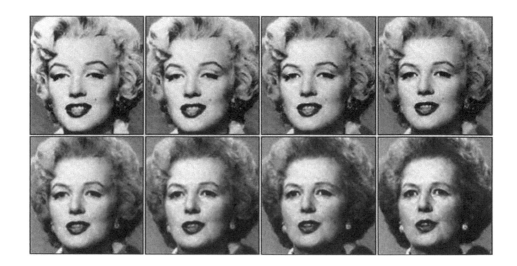

teoria e usa substâncias que poderiam evitar tal processo, como falamos anteriormente. O que essas empresas não relatam é que temos outras teorias acerca do envelhecimento biológico. Para rejuvenescer teríamos de ter um elixir que pudesse interferir em todas as teorias ao mesmo tempo. Aí sim poderíamos confiar nas fórmulas antienvelhecimento. Como não temos, e o que existe são hipóteses, então podemos considerar arbitrários quaisquer produtos que garantem diminuir, ou parar, o envelhecimento.

Freqüentemente, os meios de comunicação informam conclusões de um único estudo, fazendo parecer consenso científico. Desse modo, eles cumprem um só objetivo: ludibriar o medo que as pessoas têm de envelhecer.

∾ Como acertar o alvo se ele se move o tempo todo?

Como encontrar o permanente no meio ao transitório? É isso que a ciência tenta fazer, porém ela mesma é transitória – como vimos no caso da física newtoniana, que foi considerada uma única verdade durante anos, até surgir outra teoria aceita, como a teoria quântica. Ciência é isso, e é assim que ela progride. Ao modificar uma teoria antiga, a nova terá de satisfazer os pressupostos do método, se adaptando às evidências. As teorias mudam ou são apuradas a fim de fornecer uma melhor aproximação da realidade.

Clarice Lispector certa vez escreveu: "Passei a vida tentando corrigir os erros que cometi na minha ânsia de acertar". A ciência é somente um meio de se constatar a verdade, porém nunca é absoluta. Existem outros meios, como a tradição, a autoridade e a revelação. A tradição é a crença passada de avô para o pai, deste para o filho, e assim por diante. Pelo fato de ser antiga passa a ter uma aparência de verdade. As pessoas sustentam algo porque disseram para elas que era assim. Lembro-me de acreditar em minha mãe quando dizia para mim e para o meu irmão que se comêssemos bastante seríamos mais saudáveis, com aparência mais jovem. Ela acreditava que os magros tinham aparência mais velha do que os gordos. Ela achava as crianças gordas mais bonitas. Se ela soubesse que hoje em dia a restrição calórica é uma das hipóteses aceitas para uma maior longevidade, porventura não concordaria.

A autoridade é outra maneira de crer em algo só porque alguém importante disse que a realidade é assim e, portanto, devemos confiar. Nós não podemos ver muitas coisas, por exemplo, o encurtamento de nossos telômeros. Eu nunca vi minhas células se duplicarem enquanto os meus telômeros encurtam, mas acredito nas autoridades científicas que me disseram isso. Isso é deveras confortante, mesmo sabendo que a teoria poderá ser contestada num futuro próximo. Enquanto não houver uma teoria mais satisfatória, eu preciso acreditar em algo, portanto, escolho essa.

A revelação é a terceira maneira de se acreditar em algo. Acontece quando as pessoas têm uma simples sensação de que algo seja verdadeiro, mesmo sem haver dados confiáveis de que o seja. A verdade fundamentada na revelação é perigosa, pois não temos como saber se elas podem ser consideradas fatos. É o caso de muitos livros que preconizam técnicas para se manter jovem baseadas nas experiências dos autores. Não cabe aqui citar esses livros. O que me deixa perplexo é verificar o poder de alguns exercícios físicos, atribuídos por alguns autores ao afirmarem que são capazes de restabelecer o equilíbrio dos centros de energia do corpo, normalizando o desequilíbrio hormonal e, conseqüentemente, devolvendo às nossas células a capacidade de manter a juventude. É incontestável que o exercício físico seja benéfico ao corpo, ele pode propiciar maior longevidade por ser uma prática que diminui riscos de doenças. Entretanto, ele não mantém o corpo jovem. Longevidade é o tempo em anos que se pode esperar que uma pessoa viva, enquanto juventude é uma fase da vida baseada em anos cronológicos.

Não é um bom princípio adquirir satisfação com o auto-engano, pois um dia a desilusão aparece. Não existe estabilidade em sistemas dinâmicos. Acreditar nela é uma ilusão. Somos seres em evolução, e, portanto, a estabilidade é uma impostura no que diz respeito a qualquer sistema vivo. A biologia está fadada a erros e acertos. Os sistemas vivos, de tanto errar e acertar, envelhecem continuamente. Portanto, é na dinâmica do organismo que os erros serão corrigidos, e os acertos, especializados. Para assim nos tornarmos mais velhos a cada momento.

Na sociedade contemporânea fazer incursões em argumentos racionais parece ter se tornado ultrapassado. Com relação ao envelhecimento, as falsas asserções parecem tomar conta do discurso acadêmico. O verdadeiro passou a se basear somente em generalizações. Os "profissionais da saúde", por exemplo, adestrados em técnicas, só enxergam doenças e acreditam que os mais velhos serão dependentes de tratamento para o resto da vida. Ninguém pode ser saudável sendo mais velho? Não é prudente afirmar que sim, pois ser mais velho é uma questão de perspectiva apenas. Sabemos, sim, que quanto mais velho, mais vulneráveis nos tornamos, porém essa vulnerabilidade é biopsicossocial. Nesse sentido, cabe uma revisão da situação socioeconômica das pessoas acima de sessenta anos para compreendermos melhor a condição orgânica delas. Não podemos compreender o humano pela especialidade, é preciso contextualizar a situação e a bagagem histórica de cada um individualmente. Sendo assim, fica muito difícil, senão impossível, compreender a história de vida de uma pessoa de oitenta anos em apenas quinze minutos; tempo médio de uma consulta médica, por exemplo.

Contudo, sendo difícil entender a complexidade humana, cabe optar pelo aspecto mais simples. Ou seja, recorre-se ao sintoma, e não ao indivíduo que o apresenta. Se uma pessoa mais velha não apresentar os supostos "sintomas da idade", ela estará fora dos compêndios geriátricos. Para não correr riscos, então ela é orientada a se prevenir. Como exemplo temos o problema da pressão arterial alta. Normalmente, quando a pessoa não apresenta hipertensão arterial, mas ela tem idade cronológica acima de sessenta anos, o uso de remédio para controlar um provável aumento de pressão costuma ser indicado. Os manuais costumam estabelecer de modo simplista que depois de certa idade a pessoa não terá a idade certa para ser saudável.

Os universitários deveriam aprender menos teorias/cópia para aprender a exercitar melhor o pensamento crítico, a fim de salvaguardar tendências aos erros tão comuns acerca do envelhecimento e da velhice. Existe uma tendência natural de as pessoas insistirem na confirmação de suas crenças e expectativas. Elas querem continuar acreditando no que sempre acreditaram. Qualquer informação que contradiga suas crenças não será bem-vinda, criam-se justificativas ideológicas, ou simplesmente se rejeita a informação sem refletir sobre ela. Portanto, ao se depararem com a verdade de que envelhecer e morrer são fatos incontestáveis, e isso pode ser desagradável aos olhos, é melhor criar lentes borradas a fim de se convencerem de que ainda resta algo para acreditar. Conseqüentemente, essas pessoas insistem em dar crédito às teorias antienvelhecimento, mesmo que estas não sejam fidedignas. Elas rejeitarão até o fim a idéia de que envelhecer é a grande oportunidade de reinventar a vida.

A possibilidade de amar não tem idade

    Quando eu era pequena meus pais me consideravam uma princesa, tinha tudo o que eu pudesse imaginar. Todos os meus desejos eram realizados, nem precisava rezar para pedir. Nasci de fato em berço de ouro. Minha casa era enorme, cheia de empregados, e nunca soube o que era dificuldade. Até mesmo porque quando precisava de algo, minha babá estava por perto para suprir os meus desejos. O meu mundo era mágico. Ficava horas e horas em meu lindo quarto, decorado com papel de parede repleto de estrelas, grandes e pequenas, coloridas e lindas. Até hoje quando penso me sinto confortada. Tinha vários brinquedos de diversos países diferentes. Meu pai era um empresário bem-sucedido e vivia viajando com a minha mãe. Eles sempre nos traziam presentes. Eles eram ausentes, mas nós não precisávamos deles, pois tínhamos os empregados a nos dar carinho e afeto. Meu irmão mais novo era um problema na escola, e nossos pais eram sempre chamados. Eles nunca podiam ir, quem os representava era a secretária de meu pai, uma mulher mais velha, sisuda, mas extremamente organizada. Lembro-me mais do nariz dela, pois era o que mais me chamava atenção. Meu irmão não gostava dela, porque ela costumava dar bronca nele. Eu não reclamava, era aplicada nos estudos e não dava problemas. Ela resolvia todas as questões burocráticas, como fazer o pagamento dos empregados, as contas da casa, e solucionar os

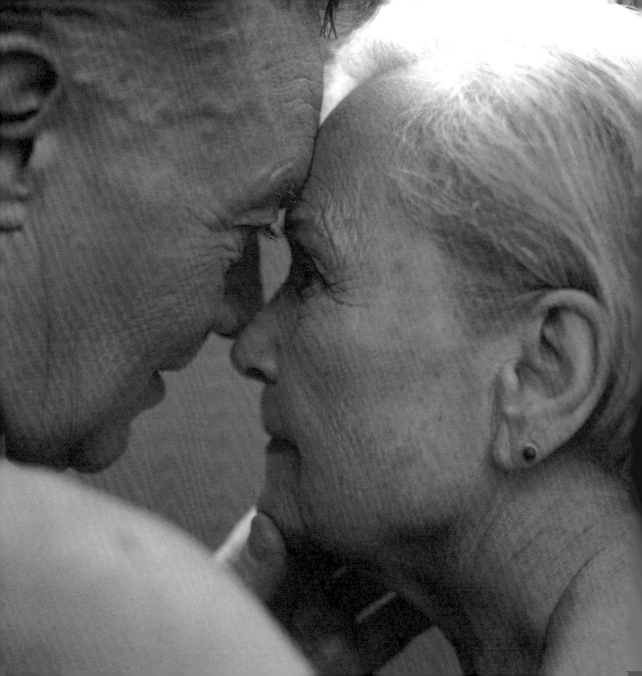

problemas de meu irmão na escola. Era ela quem tomava conta de nossas notas. E dizia em tom altivo: "Ótimo Helena, você está se saindo muito bem". Disso eu não gostava, pois queria ouvir essas palavras de minha mãe, e não de uma estranha, mas a gente se acostuma.

Cresci e fui tirando minhas próprias conclusões sobre a vida. Todavia, nunca fui corajosa para tomar decisões. Ao contrário do meu irmão que aprontava. Nunca vi um adolescente tão irrequieto. Ele arrumou muita confusão até os dezesseis anos, quando se envolveu com drogas. Aí teve o seu julgamento, e ele teve de deixar o país. Meu pai resolveu colocá-lo em um colégio interno na Suíça. Mesmo contrariado teve de ir, não tinha escolha em relação ao poder de nosso pai.

Aos dezessete anos, as cortinas do teatro de minha vida se fecharam. A história de conto de fada encerrara. Quando assistia a uma peça de teatro sentia-me revigorada com o final feliz. Entretanto, pensava como os personagens estariam vivendo depois daquele final. Será que a vida deles continuava a ser um mar de rosas? Será que o mocinho continuava amando a mocinha? Vivia no mundo da lua, e como era bom.

Os meus hormônios começaram a pular, e me apaixonei por um rapaz muito bonito. Ele era o meu príncipe. Começamos a nos conhecer na saída da escola. Ele era amigo de minha colega. Os pais dele eram simples, com poucos recursos, mas honestos e generosos.

Ele me visitava como se fosse o namorado de minha colega, ninguém desconfiava do nosso romance. As regras impostas por meu pai eram claras, com limites bem definidos. Eu nunca poderia namorar um rapaz pobre. Na cabeça dele isso seria descabido. Porém, a paixão não escolhe endereço, e logo ela bateu em minha porta. Não conseguia ficar sem falar com ele um dia sequer. Certa vez, eu estava com ele no portão da escola, e a secretária de meu pai nos viu em abraços e beijos. Ela me argüiu como se eu fosse uma criminosa. Eu fiquei muito chateada e tive de contar para a minha mãe. Ela não respondeu nada, como de costume. À noite, meu pai me chamou e disse que ele e minha mãe estavam saindo para uma de suas viagens, e, quando eles retornassem, eu teria de dar cabo ao meu romance. Ficou explícito que eu nunca mais deveria vê-lo, e caso eu desobedecesse, teria a mesma sentença de meu irmão.

Eu tinha na época dezoito anos de idade. E nunca mais vi o meu príncipe. Havia sido educada para ser covarde, hoje percebo. Não cheguei a terminar a relação pessoalmente, tive receio de retaliação e de me colocarem no exílio. Escrevi uma longa carta de despedida e em prantos pedi para a minha colega entregar. Ele me odiou por isso. Ele não queria aceitar os desígnios da vida.

O tempo passou, e em uma das festas de fim de ano dada por minha mãe conheci o homem que seria o meu futuro marido. Ele era um jovem promissor no ramo industrial. Meu pai achava que ele seria o marido rico ideal. Casamo-nos dois anos depois e tivemos cinco filhos. Todos perfeitos e bem educados. Minha vida mais uma vez estava sendo construída na fantasia. Não o amava, porém me lembrava dos conselhos de minha mãe: "Aprende-se a amar como se aprende a gostar de rosas".

Tive uma casa linda com um enorme jardim. Sempre tentei gostar das rosas, mas não foi tarefa fácil. Sorte minha foi ter filhos, pois quando nascem nos escondemos por trás deles. E foi assim que consegui viver todos esses anos. Mentia para mim mesma para manter o luxo. Não tinha aptidão para a pobreza, aprendi assim. Confesso a minha covardia e a minha indolência.

Fomos ficando mais velhos, e aos 65 anos ele ficou doente e faleceu. Fiquei triste, já estava acostumada com o jeito dele. Ele era o pai de meus filhos, e passei a respeitá-lo pela dedicação que despendia conosco. Fui uma mulher bem educada para o relacionamento conjugal. As mulheres ao sair da missa de domingo costumavam dizer: "A vida é assim, temos de fazer o melhor para os nossos filhos".

Aos 70 anos, viúva, eu tive a primeira crise de dores nas pernas. Ninguém sabia ao certo o que poderia ser. Os médicos diziam ser reumatismo. Comecei a engordar com o uso de corticóides, e fui me sentindo cada vez mais fraca. Certa vez, eu estava na casa de um de meus filhos quando tive um ataque súbito de choro e medo. Não era um medo qualquer, era um terror. Minha cabeça começou a rodopiar e pensamentos ameaçadores vinham com tanta força que cheguei a ter vontade de morrer. Meu filho e minha nora me levaram ao hospital, e chegando lá o médico diagnosticou como ataque de pânico, e me deu um monte de remédios. Fiquei dopada durante algumas semanas. Depois de um tempo comecei a fazer terapia corporal. Fui me sentindo mais amparada e pude me ver livre dos remédios.

Sempre culpei a idade por meus males, mas aos poucos fui descobrindo que envelhecer mão significava ficar doente. Uma coisa não tinha nada a ver com a outra.

Há um ano e meio, em uma das sessões terapêuticas, comecei a redescobrir o meu corpo. Demorei quase dois anos para sensibilizar meus sentimentos. Até então não me permitia sentir. Foram anos de repressão corporal, discórdia de desejos, covardia velada, mentiras justificadas. Lembro-me da sessão terapêutica, ao perceber pela primeira vez o prazer de viver. Achei esquisito no início, mas deixei acontecer. E de repente tudo mudou.

Comecei a viver a minha vida aos 74 anos de idade. As dores foram sendo trocadas pelo prazer da pele. Sentia-me renovada, revigorada, revivendo meus dias de apogeu, mesmo sem nunca ter tido apogeu algum na juventude. Não queria me enganar com relação ao meu passado, mas era difícil não ficar perplexa com as novidades interessantes que se descortinavam para mim. Foi triste em alguns momentos perceber que não havia vivido todos esses anos; eu estava anestesiada, só vivia a vida de outros, era o que meus pais queriam que eu fosse. Consegui perdoá-los e seguir adiante.

Tudo se tornava fascinante, e estava acontecendo tudo tão rápido que tive medo de morrer. Não podia morrer justamente quando começava a viver. Não me enganava com relação a minha idade cronológica, mas sabia valorizar o tempo, e cada segundo se tornou eternidade.

No último Natal resolvi fazer compras em um shopping perto de minha casa. Estava parada em frente à vitrine de uma loja de bolsas quando senti uma pessoa se aproximar, era um homem com seus 78 anos de idade, mais ou menos. Ele chegou perto e perguntou: "Você é Helena?". Levei um susto. E ao olhar para ele algo irrompeu em mim. Era o meu príncipe da adolescência. Fiquei consternada, não sabia o que dizer, como me mexer, minhas pernas estremeceram, meus sentidos ficaram turvos. Eu me sentia meio velha, desajeitada, desarrumada, não sei. Era uma miríade de sentimentos e sensações obscuras, ao mesmo tempo bem conhecidas. Ele me convidou para um café, e eu não tive como recusar.

Conversamos durante não sei quanto tempo. O tempo se cristalizou. Não existia idade, corpo, espaço, somente almas se imiscuindo. Parecia ter morrido, e estava no paraíso. Ele estava lindo, tinha o sorriso de sessenta anos atrás. Era uma percepção mágica do tempo. Em alguns momentos a música de Natal do shopping era mais audível, e me dava vontade de chorar. Estava recebendo um presente precioso, a vida me recompensava com generosidade.

Ele me contara que nunca havia se casado, mas teve um relacionamento de anos com uma mulher. Ela falecera há mais de dez anos, e desde então estava sozinho. Confessou ter passado maus momentos com a nossa separação. Ele me contou com pesar a dor que sentira quando lera a minha carta. Ele disse ter ficado deprimido durante meses, e os pais, preocupados, resolveram procurar os meus pais. Eu nunca soube disso. Para ele se salvar da depressão optou por sentir raiva de mim.

Eu fiquei inibida com tanta sinceridade e envergonhada por minha covardia do passado. Tentei explicar a minha dificuldade, mas ele foi cavalheiro, dizendo não se importar com o passado, somente com aquele momento. Percebi o que ele queria dizer, ou pelo menos queria estar certa do que eu desejava.

Ao olhar o relógio, senti o tempo se achatar sobre mim, estava atrasada para o aniversário da minha neta, tinha de ir embora. Mas como eu poderia sair dali se as minhas pernas me traíam? Estava trêmula como uma adolescente sem rumo. Numa tentativa, levantei da cadeira acusando minha saída. Ele me segurou minha mão, e tive de sentar novamente. Ele olhou bem fundo em meus olhos, atravessou minhas couraças e disse singelamente: "Você é única". Não pude resistir, chorei copiosamente como acontecera há sessenta anos. As lágrimas ainda estavam presentes. O tempo não havia feito a travessia, aquele era o meu próprio tempo, a minha única verdade.

Após secar as lágrimas em guardanapos de papel, tive de me despedir. Precisava sair dali, minha ferida estava exposta, e o meu corpo estava frágil e desconcertante. Queria ter domínio sobre ele, mas ele não me pertencia mais, estava em apuros.

Ele concordou que eu fosse embora e, no guardanapo úmido de minhas últimas lágrimas, anotou o telefone dele. Despedimo-nos em silêncio.

Eu desapareceria ao virar a esquina de uma loja de jóias. Tudo brilhava como nunca. Tive a sensação de estar sendo acompanhada pelo olhar dele, quis verificar, mas contive minha curiosidade. Fui embora apenas em corpo, minha alma estava ancorada com a dele.

Na festa de aniversário da neta, não consegui esconder minha felicidade. Meu filho, várias vezes, chegou perto de mim para perguntar se eu estava me sentindo bem. Por que os filhos sempre acham que os seus velhos pais podem ter uma síncope a qualquer momento? Eles parecem acreditar que somos mais vulneráveis à morte do que eles.

Naquela noite não consegui dormi, com tantas fantasias. Os pensamentos vinham em enxurradas de expectativas. Minha cabeça parecia um carrossel a girar. Naquele momento, após anos, não havia lugar para outros, só para mim, eu era o centro. Eu tinha finalmente a esperança de que muitas coisas boas aconteceriam. Afinal, o meu príncipe encantado tinha retornado e estava lá fora a me aguardar.

No dia seguinte amanheci com uma forte dor de cabeça. Tomei um comprimido para calar a dor e decidi ir até a lavanderia para mandar lavar um dos meus vestidos favoritos. Queria usá-lo no meu próximo encontro com ele. No caminho pensei se a minha atitude não seria inconveniente. Será que ainda tinha idade para um romance? O que meus filhos pensariam de mim? Eu ainda era sedutora o suficiente para sustentar uma relação? Mais uma vez sabotava os meus desejos. Decidi então rejeitar aqueles pensamentos.

Sem pensar em prós e contras peguei o telefone e liguei para o João. Marcamos o nosso primeiro encontro. Queria ter certeza de que ele me perdoaria. No mesmo instante em que pensei nisso, o medo da morte me assombrou mais uma vez. Estava impressionada com aquilo, pois nunca tivera medo de morrer. Subitamente compreendi o porquê, eu não tinha medo de morrer até então porque não queria viver. No íntimo, eu desejava a morte por não ter o que sempre quis. Finalmente eu estava vivendo aos 75 anos de idade, e era a minha maior oportunidade.

No dia do encontro fiquei tão entusiasmada e envolvida que me senti enjoada. Estava assustada com as minhas intenções. Coloquei uma calcinha nova de renda e me lembrei de que a comprara num dia de tristeza e solidão. Será que as mulheres usam calcinhas de renda para se sentirem amadas?

Era oito e meia da noite de uma quinta-feira quando ele tocou a campainha. Agora ele sabia onde eu morava, não tinha como escapar. Honestamente eu não queria fugir, e sim ser lembrada. Optei por encontrá-lo no meio da semana porque nos fins de semana tinha a presença dos filhos e netos. Não pretendia misturar as coisas.

Ao abrir a porta, eu vi o homem mais belo que meus olhos já puderam testemunhar. Eu sabia o quanto meus olhos brilhavam, e enrubesci. Estava certa de merecer cada momento. Ele estava elegante, usava um terno cinza, gravata e sapatos novos. O rosto liso com pequenos pontos de sangue coagulado demonstrava que ele acabara de fazer a barba. Aproximou-se e me beijou o rosto, nosso primeiro contato mais íntimo depois de tantos anos. O cheiro de colônia me arrebatava, e os sinos dobravam em minha imaginação.

Fomos a um restaurante tradicional. Ele havia reservado uma mesa à luz de velas. A atmosfera era contagiante. Estava inebriada com a delicadeza e a sinceridade daquele homem. Encantava-me a cada palavra. Ele me contava a história dele; experiências de trabalho, desafios, conquistas, arrependimentos, decepções, sofrimentos, alegrias, gostos, desejos, perspectivas. O discurso era coerente, maduro e honesto.

Chegou a minha vez de falar. Eu intencionava o silêncio, queria emudecer, desejava apenas absorver os anos não vividos pelo som da voz dele, ao mesmo tempo que não devia demonstrar egoísmo. Falei sobre os filhos, os netos, as noras, os genros, o trabalho deles, as incertezas e a felicidade de constituir uma família. A luz da vela se refletia nos olhos dele. Dava para perceber o seu contentamento. Subitamente interrompi o discurso, sentia-me culpada por ele não ter formado uma família, parecia estar em vantagem em relação a ele. Não queria que ele se sentisse mal, ou mesmo trazer à tona qualquer dor da decepção. Ele insistiu para que eu continuasse. Mas achei melhor não. Num gesto delicado segurou a minha mão, e com olhar terno disse: "Eu queria ter feito parte de sua família". Pedi para ele repetir, como se ao escutar novamente pudesse amalgamar o som em minha memória, almejava manter o amor em cada pedaço de mim. Ele repetiu de outra maneira, com mais rigor e sensibilidade: "Se eu pudesse, teria sido o marido, o pai e o avô dessa família". Não contive as lágrimas. Ele se aproximou e tocou-as, como quem toca o orvalho de uma flor. Secou o meu rosto com dedos cautelosos e encostou seus lábios nos meus. Sentia os nossos corações em comunhão. A força da vida insurgia contra as dúvidas de certo e errado, velhice e juventude, beleza e feiúra. Eu estava ali, e não era mais nada senão presença. Ficamos juntos a noite inteira e selamos a nossa paixão.

Fui contemplada com o bônus da vida. Se eu não envelhecesse não teria a chance. Pode parecer estranho para algumas pessoas, mas sou grata por ser mais velha. O tempo me deu a oportunidade de resgatar o amor que foi seqüestrado por meus pais.

Atualmente estamos juntos, conseguimos estabelecer a nossa relação. Ele faz parte da família, é aceito e reconhecido por todos. No último Natal, após a ceia, ele pediu a palavra e disse para mim, na frente de todos: "Gostaria de agradecê-la por ter-me dado a família de meus sonhos". Ficamos todos emocionados e eternamente gratos pela felicidade ter reinado em nossos lares. Hoje as rosas de meu jardim são mais belas, e eu as amo como nunca amei antes.

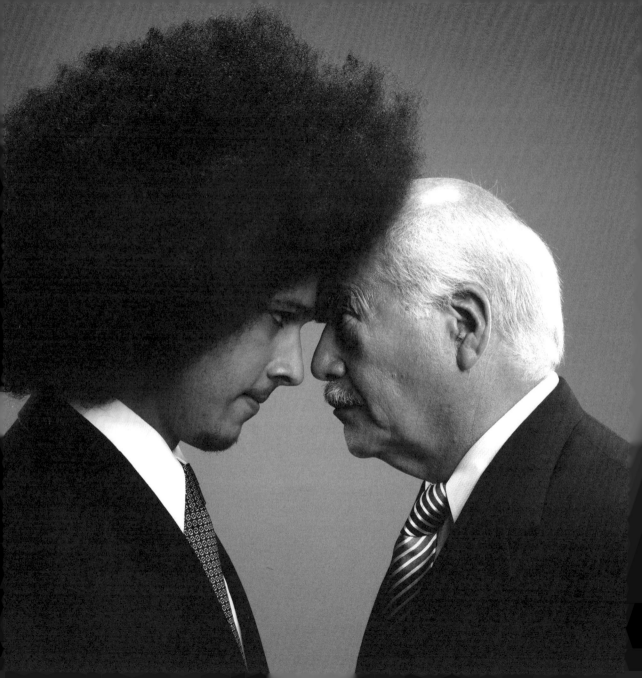

Capítulo VI

Envelhecer é a possibilidade de experimentar o inesperado

No próximo ano eu não serei a pessoa que sou este
ano. E por isso dou risada do que é passageiro,
efêmero; rio enquanto seguro carinhosamente,
como um tolo segura seu brinquedo, o copo
rachado pelo qual a água escorre entre meus dedos.

Sylvia Plath

Testemunhamos o mundo com os olhos de nossas convicções. Não existe outro modo de vislumbrá-lo senão por nós mesmos. Somos os escritores de enredos, construtores de estradas e desvios. A escolha da direção na qual pretendemos seguir nos pertence individualmente. Não estamos sozinhos, temos os outros para partilhar o que descobrimos. Nossos interesses servem de apoio para as investigações. Ficamos satisfeitos ao descobrir algo e conseguir dividilo com os outros, porque uma realidade compartilhada é uma realidade mais sólida. Sendo assim, quanto mais velhos nos tornamos maior a bagagem de descobertas, maior a capacidade de ensinar e facilitar a vida dos mais novos.

Ser velho não pode ser de modo algum algo ruim, pelo contrário, é uma benção de possibilidades. Adquirir o conhecimento com o objetivo de dar poder aos outros é o que nos mantém vivos e vibrantes. A biologia holística nos ensina que não somos construídos como máquinas, mas nascemos para evoluir e auxiliar na evolução de outros. Esse princípio básico fundamenta nossa natureza solidária. O verdadeiro sentido do poder não é dominar, e sim compartilhar, doar o poder ao outro, para que ele possa adquirir os instrumentos adequados para se estabelecer na vida. O verdadeiro velho sábio, no entanto, é aquele que está dentro e acima das coisas; aquele que fornece a sombra e o abrigo; aquele que se cobre dos melhores frutos e boa floração em plena estação da existência.

Obviamente, quanto mais velho maior a bagagem; porém, somente os mais sábios carregam aquilo que precisam, são despojados com relação à própria mochila do conhecimento, podendo se livrar dela a qualquer momento, sem receio de perder alguma coisa. Nenhum sábio carregaria peso ao subir a montanha da existência. Principalmente porque ao saber que o topo está próximo, é necessário diminuir cada vez mais o peso do passado. Lembro-me de Filomena, mulher de 96 anos de idade, que sempre me presenteava com seus pertences quando ia atendê-la. Ela dizia estar se livrando do peso, queria estar mais leve para a transcendência. Ela chegou a me dar um sabonete embrulhado em papel de pão com fita vermelha. Ela dizia não precisar daquele sabonete, pois na semana seguinte talvez estivesse distante dali. Eu acredito que Filomena foi uma mulher de sucesso, pois o sucesso é saber agir para ultrapassar a si mesmo. Os velhos são melhores quando conseguem pisar o chão durante vários ocasos, e com novos olhos descobrem a beleza da alvorada seguinte.

Não pretendo generalizar, pois nem todos os velhos são assim. Grande parte continua mesquinha, ou reforça o caráter da avareza, recusa dividir para multiplicar, com receio de perder o pouco que possui. Muitos ainda temem a exclusão, caso não esteja dentro de um modelo de velhice bacana, o qual costumam denominar de "melhor idade". A melhor idade não pode ser conhecida enquanto a vida continuar. Como poderia saber se esta idade na qual me encontro é a melhor? Será que terei uma idade melhor no futuro? Somos esperançosos em adquirir novas experiências e transformá-las em conhecimento significativo. Conhecer sem mobilizar o aprendido não serve para nada. Toda possibilidade deve ter movimento adiante. O envelhecer é possibilidade porque é processo de continuidade. Se não está bom agora, pode ser melhor daqui a pouco. Se o desejo não se concretizou é porque a ponte da realização ainda não está pronta, ela aguarda o amadurecimento do viajante. É uma benção possuir somente aquilo que estamos prontos para ter, caso contrário tudo será perdido. Do mesmo modo que o corpo diminui suas atividades pelo desuso, podemos perder coisas na vida porque é preciso abrir espaço para um novo entendimento. Não existe perda sem a certeza da aquisição, pois em nossa realidade não existem espaços vazios. A física quântica nos revelou que o espaço-tempo fragmenta-se espontaneamente, adquirindo um estado semelhante ao de uma aglomeração de bolhas. Podemos supor que essa espuma aprisiona luz em suas bolhas, e elas estão por toda parte. Portanto, inexistem espaços vazios. Nós próprios seríamos ondulações num mar dessas bolhas. Somos energias em estados dinâmicos de fazer e desfazer. Por isso mesmo somos seres também fadados ao erro, principalmente quando somos mais novos. Ao estarmos mais velhos temos mais chances de sermos despretensiosos e mais hábeis em adquirir argúcia, visto que somos mais lentos. Acertar o alvo se torna mais simples, porque somos capazes de segurar o arco da responsabilidade com maior destreza.

Pecamos, mas com a certeza do perdão, porque envelhecemos. Perdoar significa começar de novo. Cada passo é um encadeamento do tempo, a nos levar a constituir a nossa história. Não podemos nos iludir com a idéia de uma juventude sempiterna, pois isso seria não apenas inconcebível, mas, sobretudo, uma ignorância. Tentar retornar para ser o que já não se é mais é totalmente descabido, é viver a ilusão das fotografias.

Viver somente lembranças é como viver olhando um álbum fotográfico. O passado não existe mais, não é possível viver o que já se foi, ele se tornou ressignificado. Somos sempre o presente a se escoar. Somos o aqui e o agora, e somos outros, diferentes daquele que fomos ontem, e seremos transformados daqui a pouco, sendo novamente diversificados. Acreditamos na lembrança como algo que realmente aconteceu. Isso não é verdadeiro, pois a memória é dinâmica, cada vez que trouxermos algo do passado, estaremos impregnando com algo do presente. Se não fosse assim não teríamos a chance de mudar de perspectiva, seríamos sempre os mesmos. E sem mudar absolutamente nada seríamos como a estatua do rei que nunca envelheceu.

Nossa natureza é inteligente porque nos fornece um dinamismo atuante, sustentando a força viva da mudança perpétua. Portanto, envelhecer é possibilidade porque é um poder incomensurável. O que pretendemos ser sempre é possível enquanto estivermos vivos.

Infelizmente não são todos a pensar assim. Outro dia, ao elogiar um homem mais velho do que eu, a quem não via há anos, dizendo o quanto ele havia envelhecido e estava diferente, tive uma surpresa. Às vezes me esqueço que as pessoas

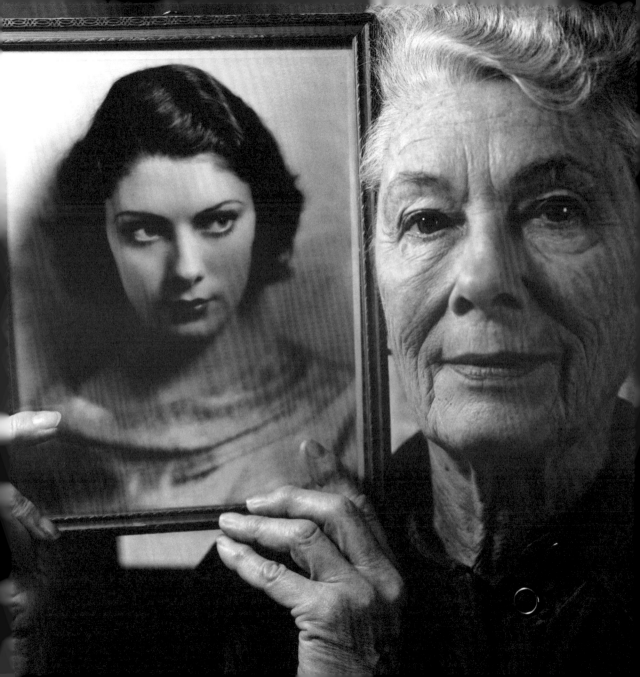

recusam esse tipo de elogio e ficam ofendidas. No Oriente, dizer a alguém "você parece ter menos idade" é considerado desrespeito. Como não estava no Oriente, tive de aceitar o discurso intolerante dele: "Envelhecendo? Quem? Eu? Acho que você está falando com o cara errado. Há muito tempo não consigo perceber a passagem do tempo como a maioria das pessoas percebe. Não consigo ainda entender o que é estar velho ou envelhecer. Minha mente continua fresca, continuo acreditando que tenho todo o tempo do mundo e que o melhor ainda está por vir". Lamentei apenas. Apesar de ter sentido vontade de usar a citação da escritora Sylvia Plath: "Iluda-se com ilhas impressas de permanência", meu caro; mas preferi ficar calado. Cada um desenha o próprio nome na areia como quiser. Quando a maré subir e tudo desaparecer, então será tarde demais para reconhecer o que foi perdido como aprendizagem.

∾ Envelhecer não é o fim da jornada

Ao irromper no mundo, a pessoa se transforma em mundo. O mundo muda a pessoa, e a pessoa muda o mundo. Nessa relação mútua de transformação, as pessoas e o mundo se complementam, em dinâmica e complexidade. Não há nada no universo que não possa modificar. Uma rocha pode parecer permanente, mas ela se modifica continuamente pela força do vento, pela ação da água, da temperatura, da pressão, dos gases. A rocha passa por processos de recristalização, constituindo-se em novos minerais, novas texturas. Ninguém nos impõem o envelhecimento, ele simplesmente é inerente a todos nós. Ninguém pensa para respirar, ninguém precisa pensar em envelhecer para viver. O movimento da vida nos forma, dando-nos o corpo com o qual vivemos. A forma atual está pronta a se dissolver em outras formas, em novas possibilidades. Nada pode ser o que acreditávamos antes, porque já não somos o que éramos, crescemos exponencialmente na permanente mudança. É assim que o organismo se auto-organiza. O que pode parecer repouso, na verdade, é uma constante agitação. O corpo humano é real, matéria em evolução. Sendo assim, o real é também processo, sucessivo no curso do tempo. O corpo se forma e se reforma, ele é, e vai sendo, para ser. O planeta gira, e, pelo movimento, a vida se manifesta.

Em suma, envelhecer é se deparar com o inesperado para que possamos aprender a ser diferentes a todo momento. O envelhecer é fascinante porque é uma flecha a nos conduzir rumo à evolução. Somos imperfeitos. Se fôssemos perfeitos, seríamos seres prontos. Sendo inacabados, temos a liberdade em nossas mãos para ser o que quisermos.

A vida não é uma paragem. Ao viver atentamente redescobrimos o pulsar da vida e, portanto, a capacidade de amar. Como vimos na história de Helena, o amor cura porque é expansivo, direcionado ao mundo. Não podemos amar sem nos encontrar primeiro, saber nossa real posição na vida. Ao reconhecer o nosso espaço, nós saberemos de onde saímos e para onde nos direcionamos. Assim, não existirá tédio por nada acontecer. Quando as pessoas mais velhas me dizem que nada acontece na vida delas, costumo retrucar: "Então abra os olhos!". Muitos acham que tudo continua a ser como sempre foi. Nada é como antes! Ser temeroso com a mudança, ao mesmo tempo em que a deseja, é permanecer na dúvida sobre qual caminho seguir. Evite fixar os dias, meses e anos, como se eles não mudassem, pois tudo muda. Saiba que tudo é uma questão de percepção. Vá ao fundo de sua gaveta, pegue aquela fotografia e veja a si mesmo, veja como tudo mudou desde então. Não aceitar a mudança é estar estagnado na ilusão, reclamar que nada mudou na vida. Saiba aceitar a transformação e experimentar quem você nunca foi: sentir a brisa do fim da tarde sem expectativas, abraçar o dia e se acasalar com a noite, vestir-se com outras emoções, estar aberto a se surpreender, passear na incerteza para desvelar o que os olhos desconhecem, saborear a visita de um estrangeiro mesmo ele sendo o seu maior amigo, abrir as janelas para o passado sem admitir que ele interrompa o sol presente. Deixe os pesadelos da preocupação irem embora no redemoinho do vento, embeleze a terra com suas histórias, contemple a gota de orvalho que escorre pela folha da nova estação, chore a beleza dessa gota que não se perderá jamais, pois ela se transformará em oceano.

Contudo, tudo isso só será possível se você verdadeiramente aceitar envelhecer.

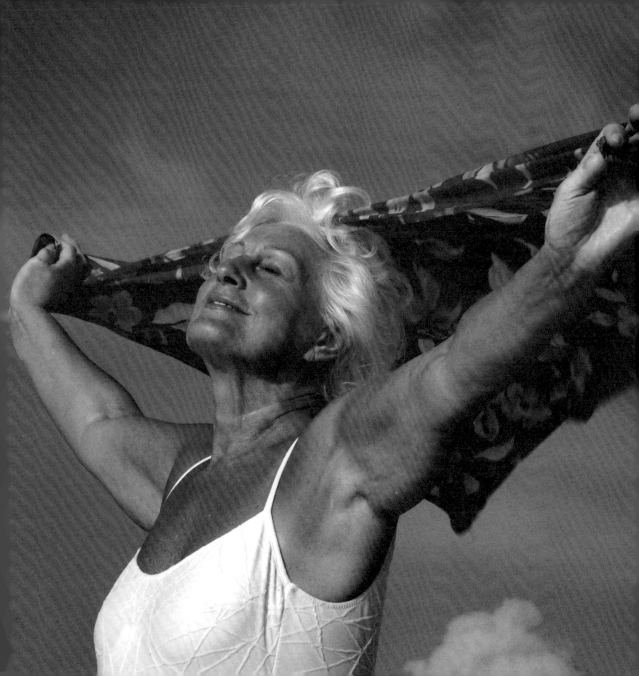

CRÉDITO DAS IMAGENS

Pág. 06 © Gary Salter/zefa/Corbis/LatinStock
Pág. 15 © Raechel Running/Solus-Veer/Corbis/LatinStock
Pág. 16 © Tomek Sikora/Gettyimages
Pág. 26 © Brooke Fasani/Iconica/Gettyimages
Pág. 32 © Brian Bailey/CORBIS/LatinStock
Pág. 41 © Erik Von Weber/Stone/Gettyimages
Pág. 46 © Duncan Smith/Corbis/LatinStock
Pág. 52 © Beans/Istockphoto
Pág. 56 © Darius Ramazani/zefa/Corbis/LatinStock
Pág. 65 © G. Baden/zefa/Corbis/LatinStock
Pág. 70 © David Brooks/CORBIS/LatinStock
Pág. 76 © Norbert Schaefer/CORBIS/LatinStock
Pág. 86 Ilustração de W. E. Hill
Pág. 88 © Steve McCurry/Magnum Photos
Pág. 89 © George Frey, AP
Pág. 92 © Nature Neuroscience
Pág. 98 © Darama/CORBIS/LatinStock
Pág. 108 © Hans Neleman/Rises/Gettyimages
Pág. 113 © Zach Gold/CORBIS/LatinStock
Pág. 117 © Angelo Cavalli/The Image Bank/Gettyimages
Foto do autor na contracapa – André Carvalho

QUALQUER LIVRO DO NOSSO CATÁLOGO NÃO ENCONTRADO NAS
LIVRARIAS PODE SER PEDIDO POR CARTA, FAX, TELEFONE OU PELA INTERNET.

Rua Aimorés, 981, 8º andar – Funcionários
Belo Horizonte-MG – CEP 30140-071

Tel: (31) 3222 6819
Fax: (31) 3224 6087
Televendas (gratuito): 0800 2831322

vendas@autenticaeditora.com.br
www.autenticaeditora.com.br

ESTE LIVRO FOI COMPOSTO COM TIPOGRAFIA BASKERVILLE BOOK E BASKERVILLE MT,
IMPRESSO EM PAPEL OFFSET 90G NA FORMATO ARTES GRÁFICAS.